UROLOGÍA CLÍNICA EN LA PRÁCTICA MÉDICA GENERAL

UROLOGÍA CLÍNICA EN LA PRÁCTICA MÉDICA GENERAL

Andrea Naranjo, Viviana Quisilema, Byron Argoti, Adela Gomez
Ricardo Pavón, Erika Camacho, Cristina Orquera, Evelyn Alvarez
Juan Pablo Jaramillo, Karina Pacheco, Rodrigo Ruiz, Silvia Barrera

2020 Publicar Editorial Médica
Diseño de Portada: Julio Álvarez
ISBN:
Impreso en Ecuador - Printed in Ecuador

ÍNDICE DE AUTORES

AUTORES

Andrea Stephanie Naranjo Jaramillo
Título de Médica Cirujana por la Pontificia Universidad Católica del Ecuador
Médica en Clínica de Urología
Semiología Urológica

Viviana Angie Quisilema Ron
Título de Médica por la Universidad Central del Ecuador
Médico Residente del Hospital Pablo Arturo Suarez
Torsión Testicular

Byron Iván Argoti Mosquera
Título de Médico Cirujano por la Universidad de las Américas (UDLA)
Orquitis y Epididimitis

Adela Maribel Gomez Delgado
Título de Médica General por la Universidad Laica Eloy Alfaro de Manabí
Médica Residente del Hospital Rodríguez Zambrano
Fimosis

Ricardo Sebastián Pavón Burbano
Título de Medico por la Universidad Central del Ecuador
Disfunción Eréctil

Erika Vannessa Camacho Landázuri
Título de Médica Cirujana por la Pontificia Universidad Católica del Ecuador
Médico Residente Hospital SOLCA Quito
Cáncer de Próstata

Cristina Alexandra Orquera Gallegos
Título de Médica por la Universidad Central del Ecuador
Médica Posgradista de Medicina Familiar y Comunitaria de la Pontificia
Universidad Católica del Ecuador
Incontinencia Urinaria

Evelyn Anette Alvarez Perez
Título de Médica Cirujana por la Universidad de las Américas (UDLA)
Médica Residente del Hospital de Especialidades de las Fuerzas Armadas N°1
Cistitis Intersticial

Juan Pablo Jaramillo Quito
Título de Médico por la Universidad Central del Ecuador
Médico General de la Armada del Ecuador
Infección de vías Urinarias

Karina Elizabeth Pacheco Romero
Título de Médica por la Universidad Central del Ecuador
Médica Residente del Hospital Pablo Arturo Suarez
Urolitiasis

Rodrigo Fernando Ruiz Flores
Título de Médico por la Universidad Técnica Particular de Loja
Magister en Gerencia en Salud para el desarrollo local por la Universidad Técnica Particular de Loja
Medico de Atencion Primaria de Salud del Distrito 11D02 Catamayo - Chaguarpamba - Olmedo
Infección por Sífilis

Silvia Janneth Barrera Morocho
Título de Médica General por la Universidad Católica de Cuenca
Infección por Haemophilus Ducreyi

ÍNDICE

CAPÍTULO 1

SEMIOLOGÍA UROLÓGICA

Andrea Stephanie Naranjo Jaramillo

Semiología Urológica

Para tratar con pacientes que presentan algún tipo de patología urológica es necesario conocer algunos términos y definiciones que vamos a emplear frecuentemente, además, en este capítulo vamos a revisar la correcta anamnesis y examen físico que se debe realizar en estos pacientes. La Urología es la especialidad que se ocupa del estudio, diagnóstico y tratamiento de las afecciones médicas y quirúrgicas del aparato urinario y retroperitoneo, en ambos sexos, y del aparato genital masculino, sin límite de edad, ya que las enfermedades del aparato reproductor de la mujer pertenecen a la ginecología. (Fernández, 2007) (HINOSTROZA, 2001)

A continuación, se presentan varios términos que suelen ser frecuentemente utilizados en el:

- Abacteriano: Desprovisto de bacterias
- Agenesia: Desarrollo defectuoso o falta de partes
- Aplasia: Desarrollo incompleto o defectuoso de los tejidos
- Anuria: Ausencia de orina en la vejiga
- Calibración: Precisar el diámetro de un conducto
- Caliectasia: Dilatación calicilar
- Catéter: Sonda para exploración o evacuación de orina o líquido
- Cistectomía: Extirpación parcial o total de la vejiga
- Cistocele: Protrusión herniaria de un segmento de la vejiga a través del introito
- Cistograma: Cistografía de la vejiga
- Cistolitotomía: Extracción de cálculo vesical
- Cistorrafia: Sutura de la vejiga
- Cistotomía: Apertura de la vejiga
- Cistostomía: Drenaje quirúrgico de la vejiga (por punción o abierta)
- Disuria: Micción difícil o dolorosa
- Eréctil: Que tiene la propiedad de ponerse en erección (enderezamiento, turgencia, rigidez)
- Eyaculación: Emisión brusca de un líquido, como semen u orina
- Eyaculación precoz: Emisión de semen antes de la penetración, prematura
- Eyaculación acelerada: Emisión de semen en corto tiempo después de la penetración vaginal
- Hidronefrosis: Colección anormal de orina en la pelvis renal con distensión piélica
- Hidrouretero-nefrosis: Colección anormal de orina en la pelvis renal y uréter

- Hidrocele: Colección de líquido dentro de túnica vaginal del testículo
- Hipoplasia: Desarrollo incompleto o defectuoso
- Litogénico: Que produce cálculos
- Litolisis: Disolución de cálculos
- Litotomía: Extracción de un cálculo desde uretra, vejiga, uréter, pelvis o riñón
- Litotricia: Fragmentación de un cálculo
- Litritis: Inflamación de las gándulas de Littré
- Litotritor: Instrumento para romper cálculos en la vejiga, uréter y/o riñón
- Lituresis: Emisión de arenillas por la orina
- Megauréter: Aumento de volumen del uréter
- Nefrectomía: Extirpación del riñón
- Nefrograma: Imágen radiológica del riñón obtenida mediante urografía
- Nefrolitiasis: Presencia de cálculos en el riñón
-Nefrolitotomía:Extracción de cálculos renales
-Nefropatía: Término general para las enfermedades del riñón
-Nefropexia: Fijar el riñón en su posición normal - Nefroptosis: Riñón caído, ectópico, móvil o flotante
-Nefrorrafia: Sutura de una herida del riñón
-Nefrotomía: Incisión quirúrgica del riñón
-Nefrostomía: Drenaje del riñón mediante fístula (sonda) permanente
-Neumaturia: Presencia de gas en la orina
-Nicturia: Emisión de orina más abundante o frecuente por la noche que durante el día
-Oliguria: Secreción deficiente con disminución del volumen de orina
-Oligospermia: Escasez de espermios en el semen
-Orinoterapia: Sanación mediante ingestión de orina
-Orqui: Prefijo de testículo
-Orquialgia: Testículo doloroso
-Orquidopatía: Término general para las afecciones testiclares
-Orquidopexia:Fijación del testículo al escroto
-Orquiectomía:Extirpación de testículo (= orquidectomía, castración)
-Orquiotomía:Incisión quirúrgica del testículo
-Pielolitotomía:Extracción de cálculo a través de la pelvis renal
-Polaquiuria: Aumento de la frecuencia urinaria
-Poliuria: Emisión de volumen excesivo de orina
-Quiluria: Orina lechosa por presencia de grasa (lipuria)
-Ur: Prefijo griego que significa orina o perteneciente a ésta
-Ureterolitotomía:Extracción de cálculo del uréter
-Urinóforo: Que conduce orina
-Urinóparo: Que produce o elabora orina
-Urología: Literalmente, la ciencia de la orina

Al entrevistar al paciente es importante tomar en cuenta varios datos como género, edad y profesión, ya que es común que un paciente pediátrico que acude a la consulta por infecciones recurrentes de vías urinarias sea diagnosticado con algún tipo de malformación, asimismo, en niños más propensos a reflujo vesico-ureteral que los adultos, la pielonefritis es frecuente cuando cursan cuadros de infección urinaria. De igual manera cuando la patología urinaria se presenta en hombres adultos nos va a guiar a problemas de próstata, asimismo, antecedentes como haber trabajado con deshollinadores nos puede hacer pensar en la presencia de cáncer escrotal. (HINOSTROZA, 2001) (SROUGI, NÁPOLI, & MENEZES DE GÓES)

Otro dato importante que se debe redactar en la historia clínica del paciente urológico son los antecedentes familiares, los cuales nos van a orientar hacia el tipo de patología a la que nos enfrentamos, de igual forma los antecedentes personales del paciente tales como enfermedades y además, el consumo de medicamentos o trauma relacionados con el aparato urinario. En la siguiente tabla podemos observar una lista de medicamentos que pueden afectar el sistema urológico, y es importante tomarlos en cuenta al hacer la historia clínica: (Fernández, 2007)

Efectos colaterales urológicos	Tipo de fármaco	Ejemplo
[illegible]	Agentes psicotrópicos β bloqueadores	Benzodiacepinas Propanolol
[illegible]	Estimulantes directos del músculo liso	Histamina vasopresina
	Relajantes de músculo liso	Benzodiacepinas
	Relajantes de músculo estriado	Baclofeno
	[illegible]	Furosemida Ácido valproico
[illegible]	Agentes anticolinérgicos / musculotrópicos	[illegible] Interacción Benzodiacepinas
	Bloqueantes de los canales del calcio	Nifedipina
	Agentes α-adrenérgicos	[illegible]
	Agonistas α-adrenérgicos	[illegible]
	Antihistamínicos	[illegible]
[illegible]	[illegible]	[illegible]
	[illegible]	[illegible]
	[illegible]	[illegible]
[illegible]	[illegible]	[illegible]

Existen diversas causas por las que un paciente acude la consulta, puede ser el color de la orina, la cantidad y el dolor que va a ser la causa más frecuente por la que el paciente acude a la consulta.

Dolor: es la causa más frecuente por la que el paciente se dirige a la consulta, puede ser de tipo localizado o referido, en el caso de ser localizado se va a encontrar en el órgano afectado y el de tipo referido se va a localizar a distancia del órgano de la patología. El tipo de dolor más frecuente es de tipo cólico, puede ser renal o ureteral, y se suele originar en la región lumbar irradiándose a fosa ilíaca y flanco, este tipo de dolor suele ser intenso y se produce por la distensión de la cápsula renal, del uréter y/o pelvis renal, provocando incluso sudoración, náuseas, vómitos por el reflejo viscero-sensitivo por las conexiones parasimpáticas con el ganglio celíaco. (HINOSTROZA, 2001) (SROUGI, NÁPOLI, & MENEZES DE GÓES).

Una de las causas más frecuentes de dolor va a ser el producido por cálculos renales y la localización del dolor nos va a ayudar con la localización topográfica del cálculo, por ejemplo, los cálculos del tercio superior del uréter van a producir dolor en el testículo o vulva ya que todos están invervados por la misma raíz, los cólicos producidos en el flanco sin irradiación pueden ser cálculos ubicados en el tercio medio del uréter y al aproximarse a la vejiga el dolor se localiza en la fosa ilíaca derecha y se irradia a la región inguinal. (SROUGI, NÁPOLI, & MENEZES DE GÓES)

Además de los cálculos existen otras causas de dolor como tuberculosis, presencia de masas, coágulos, vasos aberrantes, acodadura de uréter, y e igual forma a pesar de que el dolor tipo cólico es el más común existen otros tipos como el dolor renal que es sordo y constante, el dolor vesical al encontrarse la vejiga distendida durante la retención urinaria, el dolor uretral acompañado de ardor, disuria y tenesmo, el dolor prostático acompañado de síntomas de irritación vesical que puede estar producido por la prostatitis aguda, el dolor genital producido por traumatismos, torsión testicular o infecciones . (HINOSTROZA, 2001)

Hematuria: se define como la presencia de sangre en la orina, puede ser microscópica si existen menos de 100 hematíes por campo en el sedimento y macroscópica cuando existen más de 100 hematíes por campo en el sedimento, de igual forma puede presentarse de manera sintomática o asintomática, sin embargo, siempre que exista hematuria de cualquier tipo se debe pensar en un proceso grave como una neoplasia hasta que se demuestre lo contrario. (Fernández, 2007)

Piuria: es la presencia en la orina de más de 10 leucocitos por campo, o de pus en la misma, nos indica la presencia de una infección en 75% de casos, pero además puede producirse piuria aséptica por la presencia de cuerpos extraños, parásitos, tricomonas, cálculos, obstrucción urinaria, procesos neoplásicos o incluso tratamiento con antibióticos. (HINOSTROZA, 2001)

Existen síntomas irritativos como la POLAQUIURIA que es el aumento de la frecuencia en la micción, ya que por lo general la misma debe producirse cada 4 a 5 horas, y si se produce en la noche se denomina disuria nocturna.

La Disuria: es la dificultad para la emisión de la orina, suele ser más frecuente en las mujeres y suele estar relacionada a infecciones del tracto urinario. La URGENCIA MICCIONAL es definida como la necesidad apremiante o imperiosa de orinar que puede llegar a la incontinencia por urgencia, y el TENESMO o estranguria es la necesidad de orinar a pesar de haber vaciado la vejiga y el mismo pude producir poca o ninguna orina. (HINOSTROZA, 2001) (Fernández, 2007)

De igual forma existen síntomas obstructivos como DIFICULTAD EN EL INICIO DE LA MICCIÓN, CHORRO DÉBIL que puede producirse por obstrucciones ureterales o debilidad del detrusor, MICCIONES INTERRUMPIDAS, GOTEO POSTMICCIONAL que es el escape de una gota de orina que en condiciones normales debería regresar de forma retrógrada a la vejiga posterior a la micción, y RETENCIÓN URINARIA que se define como la incapacidad de vaciar la vejiga y puede ser aguda cuando el paciente no puede emitir orina y es de comienzo reciente o crónica cuando cursa con residuos postmiccionales altos y con insuficiencia renal.

Incontinencia Urinaria: es la incapacidad de la vejiga para retener la orina y puede ser; por rebalse cuando la cantidad de orina supera la capacidad de la vejiga y la misma no es capaz de producir el chorro, por esfuerzo, cuando se produce un escape de orina posterior a un esfuerzo físico que suele estar presente en su mayoría en las mujeres, y en los hombres la incontinencia se asocia con un goteo postmiccional. (HINOSTROZA, 2001) (Fernández, 2007)

Asimismo, es importante conocer que en los hombres se pueden producir otro tipo de trastornos como:

Prostatismo: que es un conjunto de síntomas que se relacionan con la obstrucción baja del flujo urinario, se puede observar disminución del calibre del chorro urinario, aumento de la diuresis nocturna que se conoce como nicturia, chorro intermitente y sensación de residuo postmiccional, que puede estar también asociado a disuria, por lo general están producidos por aumento de tamaño en la próstata. (HINOSTROZA, 2001)

Trastornos de la Erección: como disfunción eréctil, que es la incapacidad para mantener una erección y puede ser persistente o recurrente, y el priapismo que es una erección prolongada y dolorosa en la cual no existe deseo sexual.

Trastornos de la Eyaculación: en este grupo tenemos la prostatorrea que es la producción y emisión de líquido prostático que se relaciona con los esfuerzos y la abstinencia sexual, la eyaculación precoz que es la emisión de semen antes o estando próximo a la penetración, la aneyaculación que es la ausencia de eyaculación durante el coito, la eyaculación retrógrada en la cual el semen no es expulsado hacia el exterior, sino es enviado hacia la vejiga de manera retrógrada, el mismo que se puede producir por medicamentos o consecuencia de intervenciones quirúrgicas, y la hemospermia que se define como la presencia se sangre en el semen. (Fernández, 2007)

Exploración Física
Inspección
Este es el primer paso en la valoración del paciente que acude a la consulta debemos poner especial atención en el aspecto del paciente, si tiene una facie de dolor o se muestra inquieto nos puede indicar la presencia de cólico

nefrítico, además, una llanura en el ángulo costovertebral puede ser compatible con una neoplasia o una infección perinefrítica, si la piel se encuentra seca y sin elasticidad y de color cobrizo podemos pensar en insuficiencia renal, por medio de la inspección podemos evidenciar de igual forma la presencia de tumoración renal o vesical, varicocele, hidrocele, hipospadias y epispadias, presencia de hipogenitalismo, fístulas, fimosis, priapismo, etc. (SMITH, 1980) (Fernández, 2007)

Palpación
Por medio de la palpación podemos determinar la presencia de tumores, ganglios linfáticos, varicocele, torsión testicular, etc.En cuanto a la palpación del riñón es importante conocer que en el hombre son difíciles de palpar debido a la resistencia de los músculos del abdomen y además los riñones en el hombre son más fijos que, en la mujer, por lo general es más fácil palpar el riñón derecho en su parte inferior, es muy raro palpar el riñón derecho a menos que este se encuentre agrandado o desplazado. La palpación renal se realiza por peloteo o compresión bimanual según la maniobra de Guyón, con el paciente en decúbito supino con piernas semiflexionadas, se coloca la mano debajo del reborde costal se pide al paciente realice una inspiración y tratamos de tomar el riñón con ambas manos, el examen no indica patología cuando no logramos atrapar los riñones, no se palpan tumores y no se produce dolor, para detectar anomalías renales en los recién nacidos se colocan los dedos en el ángulo costovertebral con el pulgar en posición anterior, el pulgar va a poder realizar la palpación. (Fernández, 2007) (SMITH, 1980) (HINOSTROZA, 2001)

La vejiga normal no puede ser palpada a menos que se encuentre bastante distendida, sin embargo, puede ser palpada cuando en su interior se encuentran 150cc de orina, e incluso con 550cc se puede observar su distensión, se puede realizar la palpación con las dos manos sobre las fosas ilíacas y se debe mover hacia la línea media para intentar palpar los bordes, podemos llegar a observar una tumoración suprapúbica en los casos en los que existe globo vesical, si es doloroso es una retención aguda, si ya no causa dolor nos indica que se trata de un proceso crónico. La palpación de la vejiga va a ser diferente por género y edad, por ejemplo, en niños pequeños o bebés la palpación de una masa dura profunda en el centro de la pelvis nos puede indicar la presencia de una vejiga hipertrófica que puede estar engrosada secundaria a la obstrucción causada por las válvulas ureterales posteriores. En el caso de las mujeres la palpación de la vejiga es más sencilla ya que se realiza a través de vagina, y por lo general esta nos ayuda a diagnosticar el tipo de incontinencia que tiene la paciente y además encontrar algún otro tipo de problema como rectocele, prolapsos, divertículos, etc., por otro lado la palpación bimanual nos puede ayudar a revelar la extensión de una neoplasia vesical, esta maniobra debe realizarse con la paciente bajo los efectos de la anestesia, antes, durante y después de la resección tumoral, a pesar de ser el método mejor aceptado para realizar la clasificación TNM es poco fiable debido a que no todos los tumores se encuentran en un lugar donde su palpación se pueda realizar. (Fernández, 2007) (SMITH, 1980).

En cuanto a la palpación del pene podemos encontrar en la superficie dorsal de la diáfisis del pene una placa fibrosa en la región de los cuerpos cavernosos que puede corresponder a la enfermedad de Peyronie, si observamos áreas dolorosas con presencia de induración en la uretra se puede tratar de una periuretritis o estrechez uretral, en recién nacidos podemos encontrar una pasta blanca denominada esmegma la cual no es patológica, sin embargo en adultos un escurrimiento uretral siempre debe ser estudiado, ya que si es de tipo espeso y de color amarillento podemos pensar en pus gonocócico o alguna enfermedad venérea, asimismo, si estamos frente a un escurrimiento uretral tipo sanguinolento debemos pensar en la presencia de un cuerpo extraño, estrechez uretral o una neoplasia. (SMITH, 1980)

La exploración del contenido escrotal se debe realizar buscando y palpando la piel del escroto, testículos, epidídimo y cordón espermático, se debe realizar la palpación del testículo con los dedos pulgar, índice y medio, el mismo debe tener una consistencia firme y ser liso, la presencia de un nódulo en el mismo nos puede indicar que se trata de un tumor maligno hasta que no se demuestre lo contrario, se debe realizar de rutina la transiluminación en todas las masas del escroto ya que nos pude ayudar a diferenciar entre hidrocele en el cual la masa intraescrotal brillará en rojo o un tumor sólido en el cual la luz no se transmitirá, en cuanto al testículo es importante verificar su presencia, ya que de lo contrario estaríamos hablando de una criptorquidia, la cual puede ser verdadera, si no existe testículo, o transitoria, si se trata de un testículo retráctil. Posterior a esto debemos palpar el epidídimo el cual se encuentra detrás y fuera del testículo que debe ser blando, sin nódulos y la cabeza debe tener mayor calibre que la cola, debemos palpar en búsqueda de aumentos de tamaño o presencia de induración que puede indicarnos la presencia de una infección. Posterior a esto tomamos el cordón espermático entre nuestros dedos y podemos palpar el conducto deferente y el plexo venoso, buscando la presencia de tumoraciones quísticas o sólidas, se debe realizar la maniobra del valsalva para descartar varicocele. (SMITH, 1980) (Fernández, 2007)

En las mujeres se debe realizar el examen vaginal que nos permite el tracto urinario medio e inferior, con esto buscamos localizar lesiones ginecológicas asociadas a problemas urinarios, si encontramos la presencia de una masa o induración en la uretra podría tratarse de una neoplasia, si dicha masa es blanda podría tratarse de un divertículo, es importante realizar correctamente la palpación y realizar el estudio completo de dicha masa. (SROUGI, NÁPOLI, & MENEZES DE GÓES) (SMITH, 1980)

El examen más importante que se debe realizar es la palpación de la próstata mediante un tacto rectal, para poder realizarlo debemos explicarle al paciente el proceso que será efectuado, se puede realizar con el paciente parado, con las piernas separadas, inclinado apoyando las manos sobre una silla o con el paciente en decúbito supino, flexionando y abriendo las piernas, se procede a lubricar el dedo índice protegido por un guante y se lo introduce con suavidad, ya que dicho procedimiento puede producir dolor e incomodidad, con este examen buscamos delimitar los límites de la glándula la cual normalmente debe palparse como una superficie convexa con forma de castaña, con una superficie lisa, delimitado por dos surcos laterales y un surco medio longitudinal el cual desaparece en la hiperplasia prostática benigna, y en el caso de existir cáncer va a estar mal delimitado; su consistencia en estado normal debe ser blanda y firme, semejante a la eminencia tenar contraída del pulgar, o similar a rozar nuestro dedo índice en nuestros labios cerrados, en el caso de cáncer su consistencia se va a tornar dura y en una prostatitis blanda.

Debemos evaluar su tamaño que debe ser de aproximadamente 4cm de ancho y de largo, si se encuentra aumentada de tamaño se divide en cuatro grados, en el grado I la próstata va a ser prácticamente normal y su volumen va a ser de 30 gramos, en el grado II sus surcos aún se van a mantener bien definidos y va a pesar entre 30 y 50 gramos, en el grado III encontramos una próstata grande en donde los surcos van a estar perdidos y va a pesar entre 50 y 80 gramos, por último en el grado IV vamos a encontrar una próstata prominente en la ampolla rectal en la cual los surcos van a estar totalmente perdidos. Se debe valorar su sensibilidad ya que si existe dolor nos puede llevar a pensar en cuadros infecciosos, por último, debemos valorar además su movilidad que va a ser variable, en muchas neoplasias se va a encontrar por la extensión local a través de la cápsula y es muy importante realizar el masaje prostático de rutina para examinar su secreción microscópicamente, se debe presionar la glándula firmemente con la yema del dedo índice para exprimir la secreción; primero por los lados y arriba masajeando hacia la línea media y el resultado final será el vaciamiento de las glándulas seminales. (Fernández, 2007) (SMITH, 1980) (HINOSTROZA, 2001)

Exámenes Urológicos de Laboratorio
Antígenos Prostático Específico: es uno de los exámenes más importantes para poder diagnosticar cáncer de próstata, tiene una alta sensibilidad, pero una baja especificidad por lo que no es específico para cáncer, es importante tomar en cuenta que muchos pacientes con una biopsia positiva para cáncer de próstata van a tener valores de PSA normales (menos de 4ng/ml), es por ello que el diagnóstico de cáncer de próstata debe ir acompañado de otros exámenes.

Alfa-feto Proteína: la vamos a encontrar elevada cuando existe la presencia de tumores germinales no seminomatosos, en un paciente con un tumor testicular se asocia con diferenciación del seno endodérmico, es útil en pacientes a quienes se les ha realizado una orquiectomía, ya que su elevación implica presencia persistente del tumor.

Beta-gonadotropina Coriónica Humana: se puede encontrar elevada en procesos como carcinoma indiferenciado de vejiga, es producida por los tumores germinales seminomatosos y no seminomatosos, de igual forma es importante realizarla antes y después de la orquiectomia, primero por su valor pronóstico y posteriormente para confirmar la eliminación del tumor.

Lactato Deshidrogenasa: ha sido utilizada como marcador de tumores testiculares, sin embargo, actualmente se usa como marcador pronóstico, ya que niveles elevados del mismo indican mal pronóstico en pacientes con tumores germinales no seminomatosos.

Examen de Orina: constituye una parte fundamental del diagnóstico urológico, es importante que la recolección de la orina sea apropiada, que la orina sea fresca y realizar un sedimento y examen químico completo, las premisas a evaluarse son aspecto, volumen, densidad, acidez, proteinuria, ácido úrico, electrolitos, glucosa, cuerpos cetónicos, nitritos y pigmentos biliares.

Urocultivo: cuantifica el número de bacterias presentes que van a estar expresadas como unidades formadoras de colonias/ml, es un método muy útil para cuantificar el número de bacterias, es importante tomar en cuenta que por lo general una infección va a estar causada por un solo organismo, si existe la presencia de dos o más microorganismo es necesario repetir el examen ya que la muestra puede estar contaminada. (Fernández, 2007) (HINOSTROZA, 2001)

Imágenes en Urología
Rx de abdomen: se utiliza como estudio primario en el caso de cólicos nefríticos, para evaluar anomalías de la pelvis ósea, podemos encontrarnos con la presencia de calcificaciones.

Urograma intravenoso: solo ser la técnica más utilizada en urología, se emplean medios de contraste y placas radiológicas seriadas, nos permite evaluar la vía urinaria por completo, se emplea en casos de urolitiasis, o planificación de tratamientos quirúrgicos.

Pielografía Retrógrada: se utiliza en casos en los que el urograma excretor no fue suficiente o no se puede apreciar completamente el sistema colector, o cuando existe un deterioro de la función renal, se utiliza para la confirmación de tumores piélicos, caliciales o ureterales. Lo que se realiza es opacificar los uréteres y el sistema pielocalicial con un medio de contraste, con el cistoscopio se introduce el contraste de manera retrógrada y se realizan las tomas radiológicas.

Pielografía Anterógrada: se visualiza radiológicamente el sistema colector y toda la vía urinaria mediante la aplicación de contraste en el sistema excretor por medio de un catéter de nefrostomía y permite su visualización por medio de radiografías seriadas, se utiliza en casos de obstrucción cuando no son muy claras su localización y causa.

Uretrocistografía: se trata de la introducción de medio de contraste diluido con suero fisiológico en la uretra, el objetivo es opacificar la uretra y la vejiga, está indicada en estenosis ureteral, divertículos ureterales, ruptura vesical, reflujo vesico-ureteral, nos permite comprobar la integridad vesical, medir el volumen vesical, estudiar su contorno y forma, existen además dos variantes que pueden ser cistograma tardío o cistografía miccional funcional.

Ecografía: es el método no invasivo inicial para estudiar un riñón no visible a la urografía, nos facilita el estudio morfológico, las indicaciones más importantes son anomalías congénitas, uropatía obstructiva, procesos inflamatorios, insuficiencia renal, hematuria, masa renal, traumatismo renal, trasplante renal, técnicas intervencionistas y terapéuticas.

Tomografía Axial Computarizada: es muy útil en la valoración de masas renales por su precisión diagnóstica, además valora lesiones perinefrícas y riñones con escaso o ningún funcionamiento, es muy útil en la estadificación de tumores, búsqueda de metástasis, infecciones renales agudas o crónicas, evaluación de malformaciones, enfermedad vascular renal, diagnóstico etiológico de obstrucciones, estadificación de carcinoma.

Resonancia Magnética: nos ayuda en la caracterización de masas renales y estadificación de carcinoma, además de la evaluación de vasos renales, incluso en el cáncer de próstata es útil al ayudarnos a visualizar su anatomía, sin embargo, su mayor utilidad es en la estadificación de cáncer, ya que permite evaluar su extensión mejor que otras técnicas de imagen.

Gammagrafía Ósea: se utiliza para la detección de metástasis óseas sobre todo en cáncer de próstata y vesical. Ayuda a la estadificación y seguimiento de los tumores.

Renograma Isotópico: sirve para visualizar en comportamiento y funcionalidad de los riñones y vías excretoras, en esta técnica van a ser utilizados isótopos como mercaptoacetilglicina marcada con 99mTc (MAG3) y el ácido dietilentriaminopentaacético (DTPA).

Angiografía Testicular: es de utilidad en el diagnóstico diferencial del escroto agudo, se utiliza pertecnato con tecnecio o albúmina con tecnecio.

Gammagrafía Renal: se utiliza ácido dimercaptosuccínico, nos permite localizar lesiones renales, valorar la funcionalidad renal y detectar malformaciones.

Angiogammagrafía Renal: se utiliza ácido dietilentriaminopentaacético y nos permite valorar la perfusión renal.

Cistografía: se utiliza sulfuro coloidal con Tc, y nos permite valorar el reflujo vesico ureteral.

Tomografía por Emisión de Positrones: nos permite valorar la persistencia de masas residuales en el cáncer de testículo después de haber culminado el tratamiento con quimioterapia. (Fernández, 2007) (HINOSTROZA, 2001)

1.-Fernández, P. J. (2007). LIBRO DEL RESIDENTE DE UROLOGÍA. MADRID: Grupo ENE Publicidad, S.A.

2.-HINOSTROZA, J. A. (2001). Manual de Semiología Urológica. TEMUCO.

3.-SMITH, D. D. (1980). UROLOGIA GENERAL. MEXICO: EL MANUAL MODERNO, S.A.

4.-SROUGI, M., NÁPOLI, F., & MENEZES DE GÓES, G. (s.f.). SEMIOLOGÍA UROLÓGICA. 5.

CAPÍTULO 2

TORSION TESTICULAR

Viviana Angie Quisilema Ron

El escroto agudo constituye una situación clínica de urgencia caracterizada por la aparición más o menos súbita de dolor intenso y, en ocasiones, signos inflamatorios en el escroto o en su contenido se debe realizar tratamientos rápidos a fin de conservar la viabilidad del testículo afectado.

La torsión testicular es un evento agudo que consiste en el giro sobre sí mismo del órgano, comprimiendo el pedículo y comprometiendo el aporte sanguíneo al teste, que si se mantiene en el tiempo conduce a una necrosis testicular. El pronto reconocimiento de este cuadro dentro del síndrome de escroto agudo será vital para conseguir corregir la torsión e impedir la pérdida de la gónada.

Historia

La primera descripción de una torsión o vólvulo del cordón espermático fue realizada por Delasiauve', en el año 1840, bajo el siguiente epígrafe: «Necrosis de un testículo ectópico ocasionado por una hernia inguinal estrangulada en el adulto».

La torsión del cordón espermático con la consecuente isquemia e infarto hemorrágico del parénquima testicular constituye uno de los accidentes vasculares epididimarios más importantes y que, a pesar del aumento progresivo de su incidencia anual.

Epidemiologia

La incidencia anual de torsión testicular es de 3,8 por cada 100.000 en menores de 18 años, siendo más frecuente durante la adolescencia y en el período perinatal. El número de rotaciones testiculares puede variar desde 180° a 1.080° y suele presentarse con dolor escrotal de inicio súbito, intenso y unilateral, asociado a náuseas o vómitos, cambios inflamatorios, posición anormal del testículo (horizontalización y/o elevación), epidídimo de localización anterior y ausencia del reflejo cremastérico.

Etiología

En condiciones normales el testículo no puede rotar sobre su pedículo ya que éste no se encuentra libre, sino que anda fijado al dartos por el ligamento testicular. El mediastino testicular, la parte posterior del cordón espermático y del epidídimo no están cubiertos por la túnica serosa. Se produce una rotación sobre el eje funículo espermático, que interrumpe el aporte sanguíneo venoso primero y después arterial al testículo. Para que esto ocurra deben de existir factores anatómicos que permitan una movilidad al teste y otros desencadenantes para que se produzca la torsión. En una mayoría de los casos la torsión será espontánea (en muchas ocasiones despiertas al adolescente).

La torsión es el resultado la falta de fijación del testículo y del epidídimo a las cubiertas faciales y musculares que rodean el cordón, con un mesenquio testicular anormalmente estrecho con una túnica vaginal que rodea casi completamente al testículo y el epidídimo. Esto facilita la rotación del teste sobre su pedículo vascular dentro de la túnica vaginal y le confiere el aspecto de "testículo en badajo de campana" (Bell Clapper). Este hallazgo a la exploración se ha descrito en pacientes que han sufrido episodios repetidos de seudotorsión testicular.

Fisiopatología

En las primeras fases, se produce congestión y tumefacción testicular por compresión venosa, que evoluciona hacia isquemia del parénquima testicular y necrosis del mismo por obstrucción arterial, en los casos más avanzados. Los dos factores principales de riesgo del daño testicular son: el tiempo de evolución y el grado de torsión del cordón espermático. La mayor probabilidad de necrosis testicular se produce a partir de las 8-10 horas de evolución.

Aunque la torsión de testículo puede aparecer a cualquier edad; epidemiológicamente presenta dos picos de incidencia: uno menos prevalente en el período neonatal y otro más frecuente a partir de la pubertad: en torno al 65% entre los 12 y 18 años de edad. Esta consideración es importante, ya que la edad va a ser determinante en la etiopatogenia, localización y tipo de tratamiento en cada caso.

Torsión Intravaginal: la más frecuente. Se produce por una mala fijación (polar y estrecha) del testículo a la túnica vaginal, lo que predispone a una mayor movilidad del testículo y a su torsión sobre el eje del cordón espermático en el interior de la túnica vaginal. Una deformidad típica de este tipo de anomalías, estimada en el 12% de los varones (bilateral en el 40% de los casos), es el denominando "testículo en badajo": en el que el testículo está horizontalizado, suspendido por el cordón testicular dentro de la vaginal y móvil y, por lo tanto, con una mayor predisposición a la torsión.

Torsión Extravaginal: se produce una rotación del testículo y la túnica vaginal de forma conjunta sobre el eje del cordón espermático en la región inguinal. Tiene lugar de forma característica, durante la gestación o en algún momento tras el nacimiento, antes de la fijación del testículo al escroto a través del gubernaculum.

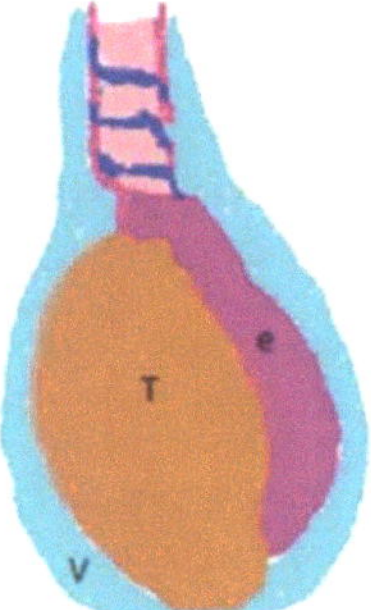

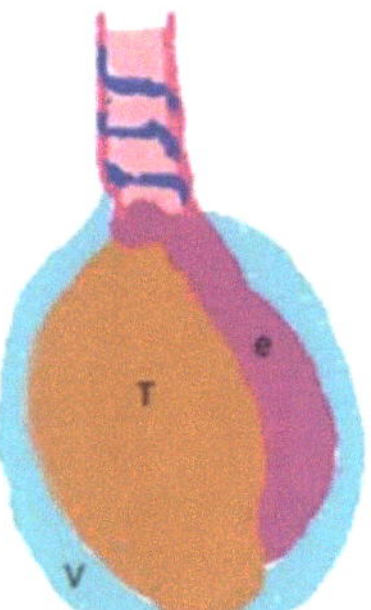

Figura 1. Torsión intravaginal   **Figura2.** Torsión extravaginal

Diagnóstico Clínico
Se presenta como un cuadro de dolor intenso de aparición brusca, irradiado o no a hipogastrio, pubis o región inguinal ipsilateral. Viene acompañado frecuentemente de náuseas o vómitos, sin fiebre, ni síntomas del tracto urinario inferior irritativos. A veces pueden verse cuadros vagales y presentarse el paciente agitado.

Encontraremos el testículo ascendido y doloroso (signo de Governeur), dado que el enrollamiento del cordón disminuye su longitud. . Habrá un aumento del tamaño del teste, edema o eritema escrotal y la elevación del mismo no alivia el dolor. La ausencia de un reflejo cremastérico (estimulación de la piel de la cara interna del muslo, que provoca una contracción del músculo cremastérico) es un buen indicador de torsión del cordón. No hay ningún signo considerado patognomónico. En los testículos ectópicos y mal descendidos, también puede ocurrir la torsión. En este caso no se palpará teste en la bolsa escrotal y el dolor abdominal localizado nos hará sospechar este cuadro. En ocasiones, los enfermos refieren antecedentes de episodios similares de corta duración resueltos espontáneamente, seudotorsiones o subtorsión intermitente.

En una torsión prenatal, el testículo en el momento del nacimiento se muestra duro, indoloro y fijado a la piel escrotal que presenta cambios de color por la necrosis hemorrágica subyacente. Esta situación clínica es patognomónica de un infarto en resolución. La mayoría de los testículos no son salvables, por ello no se recomienda la exploración quirúrgica en el momento del nacimiento, a pesar de la naturaleza diferida del proceso.

La presentación postnatal se caracteriza por una tumefacción y dolor a la palpación del escroto, sin fijación a la piel. Si se confirma la torsión testicular o firme sospecha se debe hacer una exploración quirúrgica inmediata con fijación del teste contralateral, siempre que las condiciones del paciente y las consideraciones anestésicas lo permitan.

La torsión no es sólo una necrosis consecutiva a un infarto hemorrágico; se debe considerar como un síndrome compartimental, con cambios hemodinámicos y bioquímicos en el interior de la gónada, que dan lugar a la formación y desprendimiento de radicales libres hacia la circulación sistémica como respuesta a un fenómeno de isquemia-reperfusión, que daña en forma rápida e irreversible a la gónada; asimismo, predispone en eventos más tempranos, a la apoptosis celular.

No hay una forma segura de hacer el diagnóstico temprano y seguro, ya que los estudios más fidedignos son el ultrasonido y el Doppler, que muestran el primero, la torsión del cordón y el segundo, la ausencia de flujo arterial intragonadal.

Tabla 1. Clínica de Torsión Testicular

Sintomas	Signos
Dolor Escrotal	Aumento del volumen testicular
Náusea y vomito	Edema escrotal
Síntomas Urinarios	Eritema escrotal
Fiebre	Hipersensibilidad testicular
	Nódulo hipersensible

Diagnostico Diferencial

La torsión testicular forma parte de los diagnósticos diferenciales de escroto agudo en pediatría, junto con muchos otros como: orquiepididimitis, torsión de anexo testicular, edema escrotal idiopático, epididimitis-orquitis.

Tabla 2. Diagnostico Diferencial

	Torsión testicular	Torsión apéndice testicular	Epididimitis- orquitis
Edad	– Neonatal – Postpuberal	– Prepuberal	– Post/prepuberal
Evolución	– Aguda	– Subaguda	– Subaguda
Dolor: localización	– Difuso	– Polo superior testículo	– Epidídimo
Reflejo cremastérico	– Ausente	– Presente	– Presente
Otros hallazgos	– Afectación del estado general	– "Punto azul"	– Fiebre – Sintomatología urinaria – Actividad sexual +

Exámenes Complementarios

En la torsión testicular las pruebas complementarias nunca deben demorar la intervención y ante la duda se debe explorar quirúrgicamente el escroto. El primer objetivo en el diagnóstico del escroto agudo, es confirmar o descartar la existencia de torsión testicular El hemograma, el estudio bioquímico y el sedimento de orina no revelarán datos de interés, en la torsión testicular es habitualmente normal, pero puede existir leucocituria hasta en un 30 por ciento de los casos. El estudio de coagulación se solicitará si se ha decidido la intervención quirúrgica.

El estudio eco-Doppler testicular es la prueba más importante: en las fases iniciales la exploración es habitualmente normal. Presenta una especificidad del 100% y una sensibilidad en torno al 80% para el diagnóstico de torsión testicular. Esta disminución de la sensibilidad se debe a que los actuales equipos son capaces de detectar flujo en casos de torsión incompleta o en las fases iniciales cuando existe perfusión residual. Debe recordarse que puede detectarse incremento del flujo testicular en los primeros momentos tras la detorsión debido a la hiperemia postisquémica.

Figura 3. Torsión Testicular

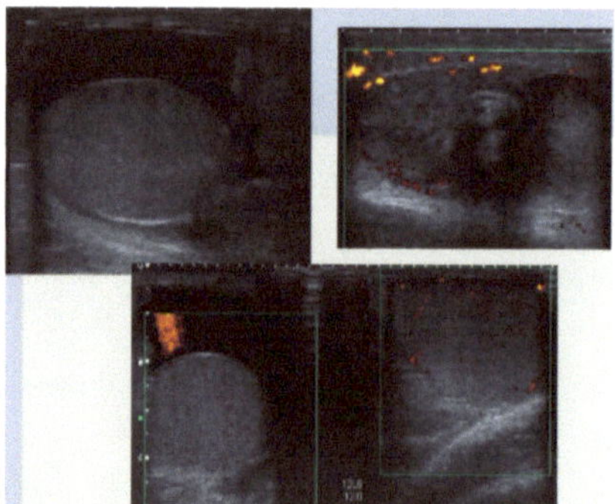

Ausencia de flujo en testículo izquierdo, con vascularización conservada en el derecho. Se identifica un cordón espermático edematoso y sin flujo, "signo del remolino". La cirugía fue satisfactoria y se pudo restablecer el flujo testicular.

La gammagrafía con tecnecio-99 es más limitada porque sólo evalúa el flujo testicular. Tiene una sensibilidad del 90%, una especificidad del 89% y un valor predictivo positivo del 75%7.

Tratamiento

La torsión testicular es una urgencia quirúrgica que requiere un tratamiento precoz para preservar la viabilidad del testículo. Los dos factores determinantes del daño testicular son: el grado de torsión y el tiempo de evolución. Las mayores tasas de éxito de recuperación del testículo se consiguen cuando la detorsión se realiza en las primeras 4-8 h de evolución. En los casos de torsión completa (360°), el riesgo de necrosis testicular es muy elevado, con un tiempo de evolución corto (4 h); y cuando la torsión es incompleta, existe la posibilidad de que el testículo permanezca viable, con cursos evolutivos de hasta 12 horas.

La intervención quirúrgica consiste en la detorsión manual del testículo y fijación del mismo en el escroto, orquidopexia, si se confirma la viabilidad del mismo durante la exploración quirúrgica. Si el testículo está necrosado, está indicada la extirpación del testículo, orquiectomía, y fijación del testículo contralateral en el escroto.

La exploración quirúrgica pretende comprobar la viabilidad testicular y orquifijación bilateral. La torsión contralateral se da en el 5-30% de los casos, debido a que la anomalía congénita predisponente es bilateral en la mitad de las veces. Algunos autores aconsejan fijación contralateral sólo tras valorar la existencia de episodios previos de subtorsión o de anatomía anómala a la exploración, en "badajo de campana". La vía de abordaje puede ser inguinoescrotal; inguinal si hay hernia asociada y escrotal en el lado afecto o rafe medio. Puede usarse una incisión escrotal en rafe medio para la exploración de los testículos, o incisiones transversales en ambos hemiescrotos para la disección de unos bolsillos del dartos en los que alojaremos los testículos. El lado afecto debe ser explorado primero. Para el tratamiento de la torsión intravaginal, el abordaje se realiza mediante una incisión escrotal, mientras que en el caso de la torsión extravaginal, este se lleva a cabo por vía inguinal.

Pronóstico

El pronóstico dependerá del tiempo de evolución de la torsión antes de la intervención, número de vueltas del cordón espermático y grado de compresión arterial. En general es bueno si la orquidopexia se hace dentro de las 6 horas siguientes del inicio del dolor. Si la torsión es completa puede producirse el infarto en 6 horas.

BIBLIOGRAFÍA

1.Garcia G. Torsión testicular: reporte de un caso Tabasco-México 2017;85(5): 432-435

2.Huertas L. Escroto Agudo La Paz-Madrid Pediatr Integral 2019; XXIII (6): 283–291

3.Siu A. Detorsión manual y cirugía diferida en la torsión testicular aguda Cir Pediatr. 2019; 32: 17-21 Cordoba 2019

4.Fernández J. Escroto agudo Protocolos diagnóstico-terapéuticos de Urgencias Pediátricas SEUP-AEP Barcelona-España

5.Espinoza M. Trastornos urológicos en el varón adolescente Adolescere 2019; VII (3): 45-50 Madrid-España

6.Vidal P. Tesis de REALIZACIÓN DE UN SCORE Y PROTOCOLO DE ACTUACIÓN ANTE EL ESCROTO AGUDO. Andalucia 2019

7.Cebrian C. Patología testicular en la edad pediátrica: criptorquidia, escroto agudo y varicocele Bol pediatr 2019; 59: 1-10 Salamanca.

8.Suarez R. Torsión testicular, reto diagnóstico ante una urgencia quirúrgica 2018 Vol. 23 Núm. 4, 2018 • pp 203-208

9.Garcia J. El pediatra ante los procesos más frecuentes de Urología pediátrica 2017 3.0; 2017. p. 183-94

10.Alcázar A. Eco-doppler testicular y de pene en la urgencia. ¿Cúando son necesarias otras pruebas? 10.1594/seram2014/S-0329 Sociedad Radiologica Europea

CAPÍTULO 3

ORQUITIS Y EPIDIDIMITIS

Byron Iván Argoti Mosquera

Introducción
La Orquitis se define como la inflamación de uno o ambos testículos, por lo general secundarios a procesos infecciosos. Los testículos son dos órganos alojados en el escroto, que tiene su irrigación por la arteria testicular de cada lado (ramas de la Aorta abdominal), drenaje venoso por el plexo pampiniforme, inervación por el plexo renal y el plexo aórtico, y drenaje linfático por los ganglios para-aórticos (debido al origen retroperitoneal de los testículos) conjuntamente con los ganglios inguinales superficiales (específicamente drena el escroto). (Azmat & Vaitla, 2020)

Es una patología aguda o crónica, sintomática o asintomática según su evolución.   Generalmente no se presente únicamente como infección localizada en el o los testículos, sino viene acompañada de epididimitis. La orquiepididimitis constituye la infección más recurrente en el aparto urogenital masculino. (Pilatz et al., 2015) (Azmat & Vaitla, 2020)

La orquitis es generalmente unilateral, se resuelven a cabo de dos semanas, su predominio de infección es por vía sanguínea y muchos patógenos implicados son virus. (Krieger,1984) (Castiñeiras et al., 2007)

Etiopatogenia
La orquitis es primaria cuando se determina su origen en patologías autoinmunes y secundarias cuando se debe a patología por microorganismos, siendo correspondiente esta última por la vía sanguínea o ascendente por la uretral. (Azmat & Vaitla, 2020) (Banyra & Shulyak, 2012)

La orquitis urliana (parotídea) es frecuente en niños con paperas. Existen reportes de orquitis en niños posterior a recibir la vacuna "triple viral" es decir contra sarampión – rubeola – paperas. En general 20-30% de pacientes con paperas desarrollan orquitis, en edad postpuberal la recurrencia postinfección corresponde al 14-35%. Los síntomas se desarrollan de 4 a 8 días posterior a la parotiditis, sin embargo, puede desarrollarse en infección por el virus sin afección de las parótidas. El virus de las paperas es responsable casi en su totalidad de la orquitis aislada (sin epididimitis). También puede ser secundaria a coxsackievirus, varicella, echovirus y cytomegalovirus (pies- manos- boca). (Azmat & Vaitla, 2020)

En niños y adultos (con énfasis en mayores de 35 años) son causantes la Escherichia coli, Klebsiella pneumoniae, Pseudomonas aeruginosa, and Staphylococcus y Streptococcus sp. Dichas bacterias son propias de cuadros de Infección de vías urinarias ascendentes. Las relaciones sexuales homosexuales sin protección aumentan el riesgo a este tipo de infección. (Azmat & Vaitla, 2020) (Castiñeiras et al., 2007)

Por otra parte, y sobre todo en pacientes menores de 35 años y sexualmente activos, la Chlamydia trachomatis es causante del 60-80% de los casos, seguidos de Neisseria gonorrhoeae con prevalencia del 5-25%. También se pueden aislar en ciertos casos Treponema pallidum. (Azmat & Vaitla, 2020) (Pilatz et al., 2015) (Castiñeiras et al., 2007)

En pacientes con inmunosupresión (trasplantados, SIDA, etc) se pueden aislar Mycobacteriumavium complex, Cryptococcus neoformans, Toxoplasma gondii, Haemophilus parainfluenzae, y Candida albicans. No se debe descarta cualquier orquitis como producto de tuberculosis. (Krieger,1984)

Diagnóstico – Clínica del Paciente
Son factores de riesgos para su desarrollo:
- Preexistente epididimitis
- Relaciones sexuales sin protección de tipo barrera
- Promiscuidad sexual
- Uso prolongado de sonda transuretral (Foley)
- Obstrucción en vía urinaria posterior al nivel de la vejiga
- Anormalidad estructural en vía urinaria
- Falta de inmunización "triple viral" (MMR ó SRP). Al estar inmunizado disminuye la incidencia de orquitis en infección por paperas. (Azmat & Vaitla, 2020)

El diagnóstico usualmente se lo realiza con la historia clínica (Anamnesis y Examen físico) (IMSS, 2015).

El paciente refiere dolor agudo en un solo testículo, que se extiende a todo su escroto; todo ello acompañado de fiebre (mialgias, escalofríos, decaimiento).

Es de vital importancia recabar el posible origen de dicha infección. (Castiñeiras et al., 2007)

Al examen físico se observa aumento de tamaño testicular, dolor e induración a la palpación, acompañado de edema y eritema escrotal. Agrandamiento del epidídimo (usualmente se presente como orquiepididimitis). Presencia de reflejo cremastérico. Si es por paperas, observar glándulas parótidas que suelen aumentar su tamaño hacia el cuarto a octavo día de inicio de esta enfermedad. (Azmat & Vaitla, 2020)

Diagnóstico - Exámenes Complementarios
Los exámenes de laboratorio ayudan a determinar la etiología. Se puede partir de una biometría hemática (BH) y un examen elemental y microcópico de orina (EMO) que puede revelar limitadamente condiciones de infección cuando existe elevación de eritrocitos y leucocitos fuera de rangos de normalidad para ambas muestras. (Rupp & Leslie, 2019). El Gram de exudado uretral permitirá la observación de leucocitos (siendo criterio de infección cuando existen ≥2 leucocitos por campo) y descarte de diplococos (Gonorrea); El Cultivo de orina/secreción determina el agente microbiológico involucrado, sin embargo de debe iniciar tratamiento empírico hasta obtener sus resultados (48-72 horas). (Castiñeiras et al., 2007) (Taylor, 2015)

Vale recalcar que solo el 1% de los exámenes de EMO en orquitis muestran bacteriuria, el urocultivo en 90% de los caos es negativo en orquiepididimitis, y el apoyo de BH reporta leucocitosis entre 10.000 a 30.000. Estos estudios tienen un grado de recomendación B, con grado de evidencia 2a. (Taylor, 2015) (IMSS, 2015)

Es recomendable realizar examen de imagen con Ecografía (ultrasonografía) convencional (Grayscale Ultrasonogrphy) la cual revela agrandamiento del testículo y epidídimo afectados con una apariencia hipoecoica o heterogénea. La orquitis focal promueve la formación de absceso testicular, es importante diferencial estas dos patologías, al mismo tiempo que descartar tumoración (neoplasia). La Ultrasonografía Doppler a Color (USDC) es un recurso de primera opción en patología testicular aguda, el tramado visible circundante aumentado en flujo y carente en parénquima sugiere complicaciones. (Suciu et al., 2017).

El USDC tiene una sensibilidad del 63.6 al 100% y especificidad del 97-100%, es operador dependiente, por ello su grado de recomendación es B con su nivel de evidencia 2a. (IMSS, 2015). Los hallazgos en ultrasonido secundaria a paperas suelen durar siete días. (Başekim et al., 2000)

Se debe evaluar la correcta vascularización, si esta se ve disminuida como en la "figura 1" se debe realizar estudios más extensos de imagen (Ecografía con elastografía, ecografía con contraste mejorado, etc) (Suciu et al., 2017)

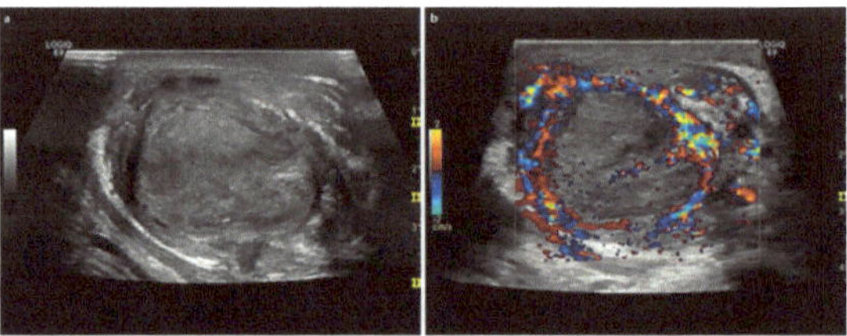

Figura 1. Paciente que presente orquitis severa izquierda que en la Ecografía Doppler se ve carencia de flujo efectivo hacia parénquima testicular. (Suciu et al., 2017)

Diagnósticos Diferenciales
- Torción testicular
- Absceso testicular
- Hidrocele
- Infarto testicular
- Epididimitis (Aunque generalmente coexisten).
- Hernias Inguinales (Azmat & Vaitla, 2020)

Tratamiento

La importancia de determinar si es torsión (cuadro quirúrgico) o inflamación determinan el actuar. Al recabar la historia clínica y de determinarse una etiología viral, no es necesario dar antibióticos, sin embargo, se debe prescribir reposo relativo, hidratación, AINES para el manejo del dolor y mantenerse en observación. Grado de Recomendación B y con evidencia 2a. (Castiñeiras et al., 2007) (IMSS, 2015)

Si es un paciente de dudoso comportamiento sexual que en el examen físico presenta o no secreción uretral purulenta, se debe dar tratamiento empírico hasta obtener los resultados de laboratorio (cultivo). (Azmat & Vaitla, 2020)

Tratamiento empírico en sospecha de bacteria entérica (como E. Coli): Fluoroquinolonas durante 10 a 14 días. Opciones en adultos son ciprofloxacina 500mg oral cada 12 horas, u Ofloxacino 300mg oral cada 12 horas, ó Levofloxacina 500mg oral una vez al día. Las sulfas (TMP-SMX, trimetoprima sulfametoxazol) son un excelente tratamiento ante alergia o pacientes contraindicados de uso de fluoroquinolonas. (Azmat & Vaitla, 2020) (Castiñeiras et al., 2007)

Tratamiento empírico en sospecha de Clamidia o Neisseria (infección de transmisión sexual): Ceftriaxona 250mg intramuscular en una sola aplicación sumando de Doxiciclina 100mg oral por 10 a 14 días. Azitromicina es la mejor opción en reemplazo de la doxiciclina. (Azmat & Vaitla, 2020) (Castiñeiras et al., 2007)

Si no responde en 72 horas se debe reevaluar el diagnóstico y manejo. Considerar medicamentos antimicóticos o antiparasitarios en pacientes con inmunosupresión. El tratamiento antimicrobiano tiene un grado de recomendación B, con evidencia 2a. (Azmat & Vaitla, 2020) (Castiñeiras et al., 2007) (IMSS, 2015)

En pacientes con uso prolongado de sonda vesical, utilizar tratamiento empírico de sospecha de bacteria entérica sumado a cefalosporina de tercera generación hasta tener los resultados de cultivo (suele existir resistencia bacteriana). (Azmat & Vaitla, 2020)

Pronóstico y Complicaciones
El pronóstico general de la orquitis con el tratamiento adecuado (medidas generales y/o antibióticos) es muy bueno. El mejor indicador de mejora es la temperatura, que debe estar normalizada máximo en 72 horas (3 días). Los casos de orquitis por paperas suelen resolverse la sintomatología (la fiebre hasta las 72) en 10 días. (Azmat & Vaitla, 2020)

Las complicaciones son prevenibles con un buen diagnóstico. Muchos de los pacientes resuelven su cuadro sin secuelas, pero se puede presentar en cuadros más severos:

• Atrofia testicular (60% de las orquitis lo presentan en grados variados)
• Deterioro en fertilidad
• Esterilidad
• Epididimitis
• Hidrocele reactivo (Azmat & Vaitla, 2020)

Epididimitis
Introducción
El epidídimo es la estructura tubular que se localiza superior y posterior a cada testículo, que tiene como función la maduración del esperma para la eyaculación. Por su localización cualquier infección puede extenderse a los testículos en un 58% de los casos, siendo nombrado al cuadro epidídimo-orquitis (Louette et al., 2018) (Rupp & Leslie, 2019) (Redshaw et al., 2014). Puede ser aguda cuando comprende un periodo menor de 6 semanas o crónica si se extiende más de 3 meses (Trojian et al., 2009). La incidencia anual es de 1.2/1000 entre los dos a treinta años, siendo recurrente en un 25% de los casos dentro de los primeros 5 años. (Redshaw et al., 2014). El 43% de las epididimitis suceden entre los 20 y 30 años. (Tracy et al., 2008)

Etiopatogenia
La mayor parte de epididimitis son producidas por bacterias. Las bacterias asociadas a infección de vías urinarias (descritas anteriormente en orquitis) son muy típicas en pacientes mayores de 39 años y en ancianos. Del mismo modo en varones que rodean los 20 a 40 años se asocia a microrganismos de transmisión sexual, con prevalencia del 50% para alguna de estas dos bacterias: Chlamydia trachomatis o Neisseria gonorrhoeae . (Rupp & Leslie, 2019).

En varones que no llegan aún a su madurez sexual, la epididimitis es proceso es secundario a trauma o micro traumas repetitivos (muy típico del deporte); no se deben descartar microorganismos de transmisión sexual en sospecha de abuso. Se puede presentar la inflamación del epidídimo en patologías virales (paperas) , reactivas a fármacos (amiodarona) o por sustancias químicas (flujo retrogrado de orina a epidídimo). (Rupp & Leslie, 2019).

En jóvenes menores de 14 años también se han descrito epididimitis secundarias a cuadros sindrómicos producidos por Mycoplasma pneumoniae, enterovirus, como también de adenovirus. La Purpura de Henoch-Schönlein produce cuadros agudos en el epidídimo y testículos debidos a vasculitis, muy típicos entre los 2 a 11 años de vida. (Tracy et al., 2008)

En pacientes con VIH pueden ser causantes de epididimitis Citomegalovirus, Salmonella, toxoplasmosis, Ureaplasma urealyticum, Corynebacterium sp., Mycoplasma sp., y Mima polymorpha. También se ha visto epididimitis por hongos en relación a pacientes inmunocompetentes. (Workowski, 2015)

Diagnóstico – Clínica del Paciente
Se debe detallar en la anamnesis los antecedentes, siendo factores de riesgo para esta patología:

• Trauma testicular
• Actividades que causen traumas repetitivos testiculares (deportes)
• Conducta sexual inapropiada y ausencia de uso de preservativo
• Infección del tracto urinario o Prostatitis
• Antecedentes de cirugía en la vía urinaria. (Rupp & Leslie, 2019).
• Encontrarse sentado por tiempo prolongado. (Trojian et al., 2009)

Los pacientes aquejan que el dolor e hinchazón escrotal NO son súbitos y que se agravan con el pasar del tiempo (minutos-horas). Suelen describirlo como migratorio del flanco hacia el escroto (ambos ipsilaterales). Se acompaña de síntomas urinarios como disuria, tenesmo vesical, urgencia o incontinencia. Puede existir inclusive secreción uretral. (Rupp & Leslie, 2019).

Al examen físico el paciente presenta hinchazón y dolor a la palpación testicular, de uno o ambos testículos. Dicho dolor se agudiza al palpar precisamente la región postero y superior testicular, siendo este un signo "insignia" para epididimitis. Si existe dolor a la palpación testicular (parénquima) su sospecha debe ser una epidídimo-orquitis. (Rupp & Leslie, 2019).

La ausencia de reflejo cremastérico indica Torsión testicular, por ello la presencia de dicho reflejo es sugestivo de epididimitis (puede estar acompañado de orquitis). (Gatti & Murphy, 2007). El paciente presenta el signo de Prehn positivo lo que significa que al elevar el escroto existe un alivio en dolor, si no existe alivio puede tratarse de compromiso testicular añadiéndose el signo de punto-azul (escroto de testículo afectado muestra decoloración azulada en un solo punto) típico de infarto testicular. (Al Solumany, 2019)

Tomar en cuenta las características escrotales, verificando la presencia de calor, eritema, edema y tumefacción sugestivos de infección y absceso. (Rupp & Leslie, 2019).

Diagnóstico - Exámenes Complementarios
En cuanto a exámenes de laboratorio es pertinente solicitar de inicio un EMO, que genera mayor relevancia cuando es infeccioso es decir presencia de leucocitos abundantes como de eritrocitos. Del mismo modo que en la orquitis, el solicitar gram y cultivo, siendo en esta última relevante la presencia mayor de 100.00U formadoras de colonia del agente causal. Estos estudios tienen un grado de recomendación B, con grado de evidencia 2a. (Rupp & Leslie, 2019) (Al Solumany, 2019) (IMSS, 2015).

En cuanto a imagen, el primer escalón es el ultrasonido que determina alteraciones en el epidídimo y testículos, seguido de la ecografía Doppler a color que determinará la irrigación y vitalidad de los tejidos. Mantienen la misma recomendación que en orquitis es decir B con nivel de evidencia 2ª. (Rupp & Leslie, 2019) (IMSS, 2015).

Se solicitará Tomografía axial computarizada en casos de origen del dolor en flanco, con la misma premisa de determinar características normales en riñones y consecutivamente la vía urinaria. (Rupp & Leslie, 2019).

Diagnósticos Diferenciales

Similares a orquitis (Véase en el apartado anterior) (Azmat & Vaitla, 2020)
Infección de vías urinarias altas (dolor en flanco que migra). (Rupp & Leslie, 2019).

Tratamiento

Dentro del manejo integral se recomienda el uso de hielo local para disminuir el edema y propiciar analgesia. El dolor puede que mejore al usar suspensorio. (Rupp & Leslie, 2019) (IMSS, 2015).

En cuanto al manejo de AINES y antibióticos, los lineamientos son los mismo que en la orquitis (Véase en el apartado anterior) (Azmat & Vaitla, 2020)

En el año 2012 se realizó un estudio que como conclusiones determinan que la estadificación y manejo de epidídimo- orquitis deberían ser los siguientes.

Estadio	Características
I	**Presencia** de **diferencia** en la palpación de testículo y epidídimo **(E/T +)** Ausente Hidrocele en E/T, Ausente reblandecimiento (malacia) en E/T, Ausente absceso en E/T
II	(E/T +), **Presencia** Hidrocele, Ausente reblandecimiento (malacia), Ausente -**1 absceso** ó Presencia **leve** en **E/T hasta a 0,5cm** de diámetro
III	**Ausencia** de **diferencia** en la palpación de testículo y epidídimo **(E/T -)** **Presencia** Hidrocele, Presencia/Ausente reblandecimiento (malacia),
IIIa	Ausente -**1 absceso** ó Presencia **leve** en **E/T hasta a 0,5cm** de diámetro
IIIb	Presencia de 1 o más abscesos cada uno **mayor a 0,5cm** de diámetro

(Banyra & Shulyak, 2012)

Estadio	Palpación		Ecografía (Ultrasonido) Testicular		Tratamiento (TTO)	Eficacia de TTO conservador
	E/T	Malacia	Hidrocele	Abscesos		
I	+	-	-	Ausente	Conservador	100 %
II	+	-	+	Ausente -**1 absceso** ó	Conservador inicial, fracaso en 48-72h demanda cirugía	85.4%
IIIa	-	-	+	Presencia **leve** en **E/T** **hasta a 0,5cm** de diámetro		53.3%
IIIb	-	-/+	+	Presencia de 1 o más abscesos cada uno **mayor a 0,5cm** de diámetro	Cirugía	0 %

El grado de evidencia es 2a con recomendación B. (Banyra & Shulyak, 2012) (IMSS, 2015)

Pronóstico y Complicaciones
El pronóstico con epididmitis es excelente, existe frecuencia en reaparición sin embargo depende sobre todo de una excelente educación que brinde el médico para conducta sexual y correcto ejercicio. Las complicaciones mayores son orquitis y con ella mayores derivadas. Con frecuencia al no ser manejadas presentan a futuro: dolor crónico e infertilidad. (Rupp & Leslie, 2019) (Al Solumany, 2019).

La sintomatología mejora al 2do a 3er día de comienzo de tratamiento antibiótico. Persisten molestias por varias semanas. En niños al concluir el manejo debe ser manejado por pediatra para búsqueda de anomalías, en adultos sobre los 50 años se debe investigar obstrucciones (neoplasia, Hipertrofia prostática). (Al Solumany, 2019)

BIBLIOGRAFÍA

1.Azmat, C. E., & Vaitla, P. (2020). Orchitis. In StatPearls [Internet]. StatPearls Publishing.

2.Pilatz, A., Ceylan, I., Schuppe, H. C., Ludwig, M., Fijak, M., Chakraborty, T., ... & Wagenlehner, F. (2015). Experimental Escherichia coli epididymitis in rats: assessment of testicular involvement in a long-term follow-up. Andrologia, 47(2), 160-167.

3.Krieger, J. N. (1984). Epididymitis, orchitis, and related conditions. Sexually transmitted diseases, 11(3), 173-181.

4.Castiñeiras Fernández, J., Carballido Rodríguez, A., Franco de Castro, L., & Gausa Gascón, J. (2007). Libro del residente de Urología. Madrid:[sn].

5.Banyra, O., & Shulyak, A. (2012). Acute epididymo-orchitis: staging and treatment. Central European journal of urology, 65(3), 139.

6.Başekim, C. Ç., Kizilkaya, E., Pekkafali, Z., Baykal, K. V., & Karsli, A. F. (2000). Mumps epididymo-orchitis: sonography and color Doppler sonographic findings. Abdominal imaging, 25(3), 322-325.

7.Street, E. J., Justice, E. D., Kopa, Z., Portman, M. D., Ross, J. D., Skerlev, M., ... & Patel, R. (2017). The 2016 European guideline on the management of epididymo-orchitis. International journal of STD & AIDS, 28(8), 744-749.

8.Suciu, M., Serban, O., Iacob, G., Lucan, C., & Badea, R. (2017). Severe Acute Epididymo-Orchitis Complicated with Abscess and Testicular Necrosis–Case Report. Ultrasound international open, 3(01), E46-E48.

9.Rupp, T. J., & Leslie, S. W. (2019). Epididymitis. In StatPearls [Internet]. StatPearls Publishing.

10.Taylor, S. N. (2015). Epididymitis. Clinical Infectious Diseases, 61(suppl_8), S770-S773.

11.Instituto Mexicano del Seguro Social. (2015). Diagnóstico y Tratamiento de Orquitis en Niños y Adolescentes. México: Secretaría de Salud; 2 de julio de 2015.

12.Louette, A., Krahn, J., Caine, V., Ha, S., Lau, T. T., & Singh, A. E. (2018). Treatment of Acute Epididymitis: A Systematic Review and Discussion of the Implications for Treatment Based on Etiology. Sexually transmitted diseases, 45(12), e104-e108.

13.Rupp, T. J., & Leslie, S. W. (2019). Epididymitis. In StatPearls [Internet]. StatPearls Publishing.

14.Azmat, C. E., & Vaitla, P. (2020). Orchitis. In StatPearls [Internet]. StatPearls Publishing.

15.Banyra, O., & Shulyak, A. (2012). Acute epididymo-orchitis: staging and treatment. Central European journal of urology, 65(3), 139.

16.Trojian, T. H., Lishnak, T. S., & Heiman, D. L. (2009). Epididymitis and orchitis: an overview. American family physician, 79(7), 583-587.

17.Redshaw, J. D., Tran, T. L., Wallis, M. C., & deVries, C. R. (2014). Epididymitis: a 21-year retrospective review of presentations to an outpatient urology clinic. The Journal of urology, 192(4), 1203-1207.

18. Tracy, C. R., Steers, W. D., & Costabile, R. (2008). *Diagnosis and management of epididymitis. Urologic Clinics of North America, 35(1), 101-108.*

19. Workowski, K. A. (2015). *Centers for Disease Control and Prevention sexually transmitted diseases treatment guidelines. Clinical Infectious Diseases, 61(suppl_8), S759-S762.*

20. Gatti, J. M., & Murphy, J. P. (2007, February). *Current management of the acute scrotum. In Seminars in pediatric surgery (Vol. 16, No. 1, pp. 58-63). WB Saunders.*

21. Al Solumany, A. E. (2019). *Overview of Epididymitis. EC Microbiology, 15, 102-108.*

22. Taylor, S. N. (2015). *Epididymitis. Clinical Infectious Diseases, 61(suppl_8), S770-S773.*

23. Instituto Mexicano del Seguro Social. (2015). *Diagnóstico y Tratamiento de Epididimitis en Niños y Adolescentes. México: Secretaría deSalud; 2 de julio 2015*

CAPÍTULO 4

FIMOSIS

Adela Maribel Gomez Delgado

Introducción

El prepucio es la porción de piel que cubre el cuerpo peneano y el glande. Cumple variadas funciones incluyendo la de protección, erógena e inmunológica. Al momento de nacer se encuentra firmemente adherido al glande por su cara mucosa, por lo que es imposible retraer en la mayoría de los casos. Esta adherencia es una condición fisiológica y a medida que transcurre el tiempo se va desprendiendo espontáneamente siendo infrecuente en la adolescencia. Durante este proceso pueden presentarse complicaciones atribuibles a esta condición, y se deben tomar conductas terapéuticas precisas para su tratamiento. Hasta el día de hoy persisten las diferencias sobre la conducta a seguir tanto en un recién nacido, como en los casos que presentan complicaciones y especialmente en lo que se refiere a la circuncisión como solución definitiva. A esto se agrega un ambiente cultural y religioso que ejerce una gran influencia en la toma de decisiones.

Clinica de Fimosis Fisiologica y Fimosis Patologica

En la fimosis, el prepucio (prepucio) es demasiado apretado para retraerse y revelar el pene del glande. La fimosis fisiológica ocurre naturalmente en los hombres recién nacidos. La fimosis patológica define la incapacidad de retraer el prepucio después de que fuera previamente retráctil o después de la pubertad, generalmente secundaria a la cicatrización distal del prepucio.

La fimosis fisiológica es el resultado de las adherencias entre las capas epiteliales del prepucio interno y el glande. Estas adherencias se disuelven espontáneamente con la retracción y las erecciones intermitentes del prepucio, de modo que a medida que los machos crecen, la fimosis fisiológica se resuelve con la edad. La mala higiene y los episodios recurrentes de balanitis o balanopostitis conducen a la cicatrización de los orificios prepuciales, dando lugar a fimosis patológica. La retracción forzada del prepucio conduce a microteares en el orificio prepucial que también da lugar a cicatrices y fimosis. Las personas mayores corren el riesgo de sufrir fimosis secundaria a la pérdida de elasticidad de la piel y erecciones infrecuentes.

Los pacientes con fimosis, tanto fisiológicos como patológicos, están en riesgo de desarrollar parafimosis cuando el prepucio se retrae forzadamente más allá del glande y / o el paciente o el cuidador olvida reemplazar el prepucio después de la retracción. Las perforaciones en el pene aumentan el riesgo de desarrollar parafimosis si el dolor y la hinchazón evitan la reducción de un prepucio retraído. Con el tiempo, el deterioro del flujo venoso y linfático del glande provoca congestión venosa y empeoramiento de la hinchazón. A medida que avanza la hinchazón, el suministro arterial se ve comprometido, lo que lleva a un infarto / necrosis del pene, gangrena y, finalmente, autoamputación. La fimosis patológica puede detectarse en varones que reportan erecciones dolorosas, hematuria, infecciones recurrentes del tracto urinario, dolor prepucial o flujo urinario debilitado.

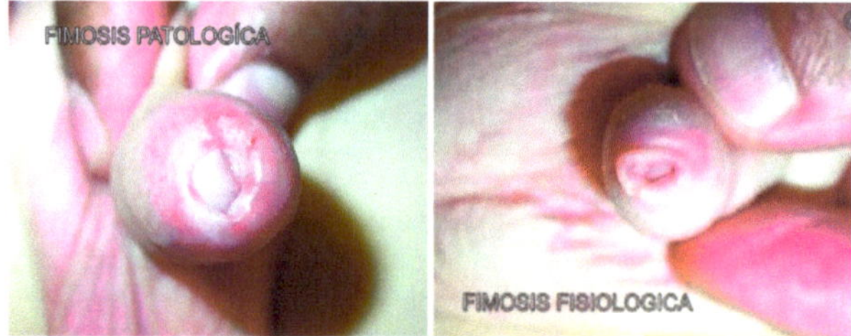

Diagnóstico Diferencial
Estrechez Anular
Ocurre en aquellos casos en que es posible desplazar el prepucio hacia proximal por debajo del glande evidenciándose un anillo estrecho . Si esta condición se prolonga por algunas horas y no se desplaza hacia distal se producirá una parafimosis. En los casos de estrechez anular se debe instruir a la madre o al niño sobre el cuidado que hay que tener o proponer una prepucioplastía cuando el desplazamiento prepucial sea dificultoso o asociado a dolor.

Adherencias Balanoprepuciales
A medida que el prepucio se va desprendiendo del glande producto de erecciones intermitentes y de la queratinización del epitelio interno, se evidencian las adherencias balanoprepuciales. intermitentes y de la queratinización del epitelio interno, se evidencian las adherencias balanoprepuciales . Estas impiden una retracción total del prepucio pero no debido a una estrechez real.

Ya que es una condición fisiológica transitoria, la mayoría de las veces exenta de complicaciones, no requiere de un tratamiento específico. En ocasiones, se puede producir un desprendimiento brusco provocando dolor localizado, en esta situación, es conveniente indicar una pomada protectora local mientras se logra la epitelización del glande.

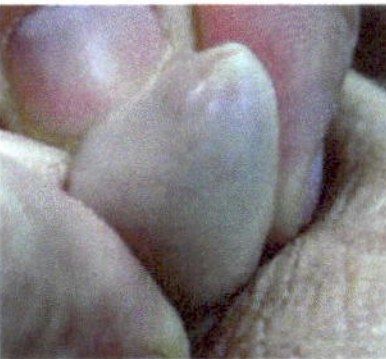
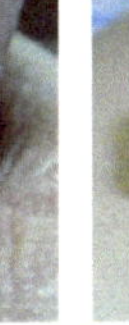
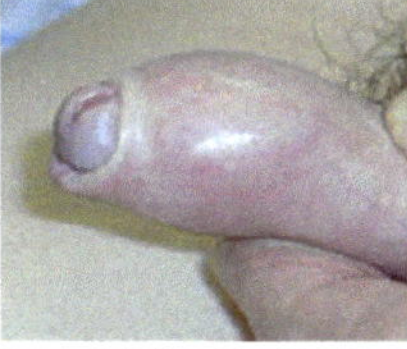
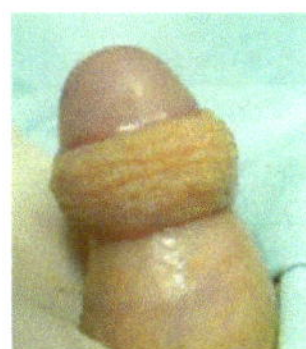

Figura 1. Fimosis fisiológica   **Figura 2.** Balanitis xerótica obliterante.   **Figura 3.** Estrechez anular del prepucio

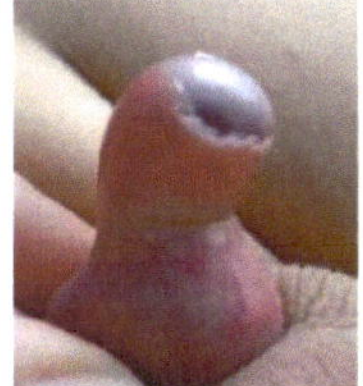
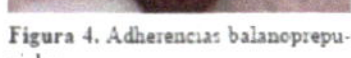
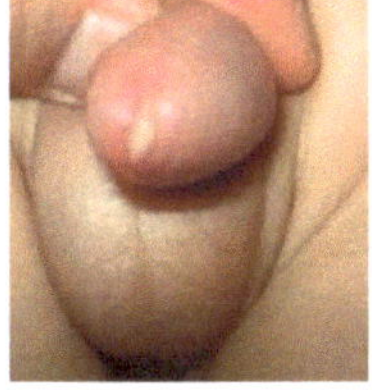
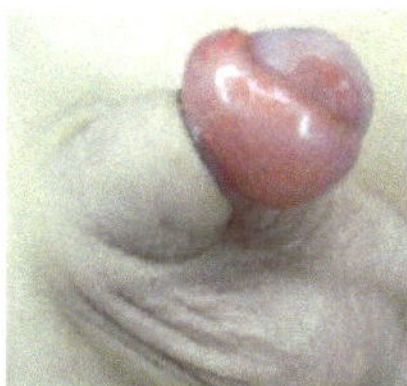

Figura 4. Adherencias balanoprepuciales   **Figura 5.** Balanitis.   **Figura 6.** Parafimosis

Complicaciones
Balanitis
Es una infección del espacio balanoprepucial, debido principalmente a una higiene deficiente de la zona . Los gérmenes causantes más frecuentes son la E. Coli y el Proteus Vulgaris, aunque en el 30% el cultivo es negativo. Se presenta principalmente entre los 2 y los 4 años, cuando aún existe un prepucio.

total o parcialmente adherido. Se puede diagnosticar por la presencia de eritema y edema del prepucio con salida de secreción purulenta. El tratamiento consiste en el lavado prolijo del espacio balanoprepucial con suero fisiológico durante 2 a 3 días, además de analgésicos y antiinflamatorios que ayudan a aliviar la sin-tomatología. El uso de antibióticos está reservado exclusivamente para aquellas ocasiones en las cuales exista compromiso de tejidos vecinos. La circuncisión estaría indicada en los casos de balanitis recurrente[4].

Parafimosis

Es una inflamación aguda del prepucio debido a una reducción forzada de una estrechez anular, que al quedar en posición proximal al glande provoca una obstrucción de la circulación produciendo edema y dolor intenso (figura 6). En la mayoría de los casos y dependiendo de las horas de evolución, se puede tratar mediante una maniobra manual que consiste en aplicar una presión constante sobre el glande con los pulgares, lo que permite el desplazamiento del prepucio hacia distal. Si no se logra reducir, se debe realizar una circuncisión o una prepucioplastía bajo anestesia general.

Infección Urinaria y Fimosis

Uno de los temas más controversiales es la relación que existe entre infección urinaria (ITU) y estrechez prepucial. En un estudio retrospectivo donde se evaluaron lactantes menores de 1 año con ITU febril y sin malformación urinaria asociada, se encontró que era más frecuente en el sexo masculino con una relación 4 a 1. En el 80% de los niños el prepucio no era retráctil y en el 84% de ellos la ITU recidivó antes de 6 meses. La recurrencia fue de un 21% en un plazo de un año, significativamente mayor en los niños menores de 6 meses (26% vs 7,7%.) y en los que el prepucio permaneció estrecho después de la primera infección (34% vs 18%)5. En un metanálisis sobre prevalencia de ITU en la infancia, se encontró que en los circuncidados menores de 3 meses fue de un 2,4% y en los no circuncidados llegó al 20,7%. La prevalencia de ITU en los circuncidados entre los 6 y los 12 meses fue de un 0,3%, mientras que en los no circuncidados fue de un 7,3%. No se encontró información en los mayores de 1 año[6]. Estos estudios demuestran que la estrechez prepucial es un factor determinante en la ITU de los lactantes, por lo tanto, se debería instruir a las madres para mantener un buen aseo de la zona y proponer un tratamiento definitivo para evitar la recurrencia de ITU, especialmente en los menores de 1 año. Sing-Grewal y col, en una revisión sistemática, concluyeron que se necesitaban realizar 111 circuncisiones para evitar una ITU, 11 para evitar una ITU recurrente y 4 para evitar una ITU en niños con reflujo vesicoureteral (RVU) con grados igual o mayor a III[7].

Enfermedades De Transmisión Sexual y Circuncisión

Otro de los aspectos sobre el cual existe abundante literatura es la relación entre enfermedades de transmisión sexual y circuncisión. El VIH (virus de inmuno deficiencia humana) se contrae, en el caso del hombre, durante el acto sexual por la penetración del virus a través de la mucosa prepucial. Los factores que favorecen esta infección son una alta concentración de células blanco para VIH y una capa de queratinización muy delgada de la mucosa, lo que la hace muy susceptible a presentar lesiones traumáticas[8]. Estudios randomizados controlados hechos en países africanos han demostrado que la circuncisión ha disminuido en un 58-60% el riesgo de contraer la enfermedad y que es ésta la estrategia que tiene la mejor relación costo beneficio[9]. También se ha demostrado un efecto beneficioso sobre otras enfermedades de transmisión sexual como la infección por virus papiloma, virus herpex simple tipo 2 y sífilis[1011].

Malformación de las vías Urinarias y Circuncisión

La mayoría de los urólogos pediátricos han adoptado empíricamente la conducta de realizar una circuncisión en pacientes con ITU que tienen asociada una malformación del tracto urinario como valvas uretrales, RVU, vejiga neurogénicas y otras. No existen en la literatura muchos trabajos publicados al respecto. Mukherjee y col, en un estudio de un grupo de pacientes con valvas uretrales encontraron que la circuncisión redujo la incidencia de ITU en un 83%, mientras que las derivaciones urinarias realizadas no tuvieron ningún efecto[12]. Por otro lado, Thiruchelvam y Cuckow revisaron el efecto de la circuncisión en 18 pacientes, 13 con valvas uretrales (8 de ellos con RVU) y 5 con RVU grados IV y V. Después de la operación, 12 de los 18 niños no tuvieron ITU recurrente y 2 tuvieron una sola recurrencia. Cuatro pacientes fueron intervenidos quirúrgicamente (reimplante ureteral) terminando con una insuficiencia renal crónica (IRC). La circuncisión en esta serie fue menos efectiva en los niños con IRC, lo que se pudo deber a que las infecciones recurrentes contribuyeron al efecto inmunosupresor de la IRC y a la reducción del flujo urinario[13].

De acuerdo con estos datos, la circuncisión se debería realizar precozmente en todos los pacientes con una uropatía severa para evitar la falla renal crónica. Por otro lado, en un estudio ramdo-mizado Kwak y col, demostraron que no había diferencias significativas en la incidencia de ITU después de una cirugía antirreflujo en los pacientes que se realizaba la circuncisión simultáneamente en comparación con los no circuncidados[14].

Tratamiento
Existen básicamente dos métodos para el tratamiento de los pacientes con estrechez prepucial que presenta una complicación o un alto riesgo de contraer una enfermedad favorecida por esta condición:
1) la circuncisión y 2) la aplicación de masajes con pomadas de corti-coides.

La circuncisión es el procedimiento quirúrgico más frecuente realizado en niños. Su origen se remonta a 15 000 años atrás, motivado por razones religiosas, culturales y médicas. Se estima que el 10% de la población mundial es circuncidada, variando significativamente sus porcentajes según la zona geográfica.

Las indicaciones médicas actuales se clasifican en absolutas y relativas. La balanitis xerótica obliterante, y la balanitis recurrente son indicaciones absolutas. Entre las relativas se encuentran las que se asocian a ITU en menores de 1 año, ITU recurrente, uropatías obstructivas de las vías urinarias y como prevención de cáncer de pene, cérvico-uterino y enfermedades de transmisión sexual, particularmente el VIH. La operación se realiza bajo anestesia general, su duración es de aproximadamente media hora y el paciente es dado de alta el mismo día. Las complicaciones ocurren en menos del 2% y las más frecuentes son el sangrado, infección localizada, estenosis del meato, resultados cosméticos deficientes y recidiva. Hay que considerar que está contraindicada en algunas hipospadias y en los pacientes que presentan pene sumido, ya que agrava esta condición. La decisión de una circuncisión especialmente cuando existe una causa relativa debe ser tomada en conjunto con los padres, considerando la información actual, los beneficios y el riesgo de complicaciones.

En cuanto a los corticoides locales, existen numerosos trabajos publicados sobre la aplicación de estos en la zona prepucial para obtener un desplazamiento adecuado del prepucio. Se han obtenido diversos resultados según las distintas series, dependiendo principalmente del grado de estrechez inicial y de la adherencia al tratamiento. El éxito reportado es de un 60- 90% con una recurrencia de un 20%[15][16]. Está indicado como primera opción en lactantes que presentan estrechez e ITU. También como una alternativa en los pacientes cuyos padres rechazan el tratamiento quirúrgico, en estos casos se debe advertir la posibilidad de un fracaso o recidiva. Se han usado diferentes preparados con corticoides siendo uno de los más usados en nuestro medio la crema de betametasona al 1% durante un período de 4 a 8 semanas. No se recomienda usarlas en niños que no presentan patologías asociadas, ya que en la gran mayoría el desprendimiento prepucial ocurre espontáneamente.

BIBLIOGRAFÍA

1.https://scielo.conicyt.cl/scielo.php?script=sci_arttext&pid=S0370-41062010000200009#figura1
2.GargolloPC, KozakewichHP, BauerSB, et al: Balanitis xerótica obliterans in boys. J Urol 2005; 174 (4 Pt 1): 1409-12.

CAPÍTULO 5

DISFUNCIÓN ERÉCTIL

Ricardo Sebastián Pavón Burbano

Introducción

La disfunción eréctil se define como la incapacidad persistente o recurrente para conseguir o mantener la suficiente rigidez del pene que permita una relación sexual satisfactoria. El término se restringe a la capacidad de la erección del pene y no incluye trastornos del deseo sexual, eyaculación o el orgasmo (Castiñeiras Fernández, 2007).

La disfunción eréctil ha sido documentada desde las civilizaciones antiguas. El primer registro corresponde a los egipcios quienes atribuían a causas naturales y a fenómenos sobrenaturales; en Grecia se pensaba que la disfunción eréctil era producto de un tiempo prolongado en una montura a caballo. Aristóteles fue uno de los primeros en determinar una etiología neurológica al suponer que la disfunción eréctil era producida por acción de tres ramas nerviosas y que era producida por influjo de aire. En el renacimiento, Leonardo da Vinci descartó la teoría de Aristóteles estableciendo como agente etiológico a causas vasculares, sin embargo su descubrimiento no fue reconocido sino hasta el siglo XX. En 1585 Ambrosie Paré dio una descripción de la anatomía del pene y de la fisiología normal del mismo. Dionis investigó la importancia de retener sangre en el pene, lo que atribuyo a la contracción muscular de las venas y Hunter quien pensó que un vasoespasmo venoso previene la salida de sangre. Las investigaciones modernas de la hemodinamia del pene empezaron en 1970 con el washout de xenón y la cavernosografía, Shirai y asociados demostraron que el flujo venoso esta incrementado durante la erección y un flujo arterial marcadamente incrementado en compensación, por otro lado Wagner también demostró el aumento del flujo arterial pero concluyó que el drenaje venoso esta disminuido durante la erección. En el siglo XX se determinó el papel del óxido nítrico y la fosfodiesterasa como componentes importantes para la erección (Wein, 2015).

Epidemiología

Se han realizado grandes estudios para determinar la prevalencia e incidencia de disfunción eréctil a nivel mundial. En el Massachusetts Male Aging Study (MMAS) brindó datos sobre la prevalencia de disfunción eréctil con sus respectivos grados. La prevalencia general fue de 52% en hombres entre 40 – 70 años. El 17,2 % presentó disfunción eréctil leve, el 25,2 % moderada y

9,6% completa (Hatzimouratidis et al., 2017).

Existen factores de riesgo modificables y no modificables. El envejecimiento produce cambios en los vasos arteriales y en los sinusoides de los cuerpos cavernosos, estos cambios son similares a los encontrados en el resto de vasos del cuerpo. Otros factores asociados a la edad incluyen alteraciones en el perfil lipídico, depresión y apnea del sueño (Kim y Brosman, 2018).

Fisiopatología

El pene es el órgano de la copulación masculino. Está conformado por tejido eréctil compuesto por un cuerpo esponjoso y dos cuerpos cavernosos. Cada cuerpo cavernoso está recubierto por una túnica fibrosa, llamada túnica albugínea. El pene esta irrigado por ramas de las arterias pudenda interna y pudenda externa. La pudenda interna da las arterias dorsales del pene, las arterias profundas encargadas de irrigar el tejido eréctil y las arterias del bulbo del pene. Las arterias profundas dan ramas llamadas arterias helicinas del pene que se localizan en los cuerpos cavernosos. El drenaje venoso se da por un plexo venoso que conforma la vena dorsal profunda del pene y esta a su vez drena en el plexo venoso prostático (Moore, Dalley y Agur, 2011).

La inervación se da por el nervio dorsal del pene, rama del nervio pudendo. Además está inervado por fibras parasimpáticas que terminan en el músculo liso vascular de las arterias helicinas y los sinusoides del pene (Moore, Dalley y Agur, 2011).

Las erecciones ocurren en respuesta a estímulos visuales, táctiles y olfatorios. La habilidad de tener y mantener una erección completa depende no solo de la porción peneana, sino del estado de los nervios periféricos, la integridad de la irrigación y de eventos bioquímicos en los cuerpos cavernosos (Kim y Brosman, 2018).

Inicia con impulsos parasimpáticos desde la médula a través de los nervios de la pelvis. Estas fibras parasimpáticas son diferentes a las otras partes del cuerpo puesto que secretan sustancias que causan vasoconstricción y vasodilatación (Guyton y Hall, 2016).

En la contracción de los vasos sanguíneos del pene incluyen a la noradrenalina, endotelina-1, neuropéptido Y, angiotensina II y prostaglandinas. Por otro lado la relajación está mediada por el óxido nítrico, péptido intestinal vasoactivo, adrenomodulina, acetilcolina, trifosfato de adenosina y prostanoides (Kim y Brosman, 2018).

La producción del óxido nítrico es de crítica importancia en la fisiología de la erección. El óxido nítrico es producido por la enzima óxido nítrico sintetasa. El óxido nítrico estimula a la guanililo ciclasa, lo que produce un aumento del guanocil monofosfato cíclico (GMPc). El GMPc relaja las arterias del pene lo que produce la liberación de óxido nítrico de las células del endotelio vascular y su vasodilatación. En condiciones normales los sinusoides cavernosos contienen poca sangre, se dilatan cuando la sangre arterial fluye hacia estos, mientras tanto el flujo venoso se ocluye de forma parcial (Guyton y Hall, 2016).

La túnica albugínea produce la compresión de las vénulas resultando en una obstrucción casi completa del retorno venosos. Los cambios vasculares mantienen una presión intracavernosa de 100 mmHg. Los músculos bulboesponjoso e isquiocavernoso comprimen la base del flujo sanguíneo de los cuerpos cavernosos y el pene alcanza una erección completa cuando la presión alcana los 200 mmHg (Kim y Brosman, 2018).

La detumescencia se produce por la destrucción de los segundos mensajeros por la enzima fosfodiesterasa y por la excitación de nervios simpáticos en la eyaculación. El flujo sanguíneo venoso se restituye culminando en la flacidez (Kim y Brosman, 2018).

En vista de los numerosos factores que influyen en la erección, la disfunción eréctil tiene factores vasogénicos, neurogénicos, anatómicos, hormonales, inducida por drogas y psicógena (Hatzimouratidis et al., 2017).

Psicógena: Existen factores psicógenos que podrían causar o agravar la disfunción eréctil. El comportamiento sexual y la erección son controladas por el hipotálamo, corteza cerebral y el sistema límbico. Los posibles mecanismos son desequilibrio de neurotransmisores centrales, exceso de inhibición del centro de erección medular por parte del tallo encefálico, inadecuada liberación de óxido nítrico y exceso de actividad simpática (McAninch, Lue, Smith y Pineda Rojas, 2014).

Neurogénicos: Se debe a patologías periféricas y centrales. Patología del sistema nervioso central incluye: lesiones medulares, demencias, enfermedad de Parkinson, enfermedad cerebrovascular, tumores, traumatismos. Por otro lado las alteraciones periféricas son: neuropatías periféricas debido a diabetes, consumo crónico de alcohol o deficiencias vitamínicas pueden afectar las terminaciones nervios y producir deficiencia de neurotransmisores. La lesión directa de los nervios cavernosos o pudendos debido a traumatismo, cirugía pélvica, radical, irradiación pélvica también puede causar disfunción eréctil (McAninch, Lue, Smith y Pineda Rojas, 2014).

Trastornos hormonales: trastornos endocrinos que podrían causar disfunción eréctil son: hipogonadismo, Síndrome de Cushing, trastornos tiroideos, enfermedad de Addison, hiperprolactinemia, y tumores hipotalámicos e hipofisarios (McAninch, Lue, Smith y Pineda Rojas, 2014).

Trastornos arteriales: Aunque la disfunción eréctil de origen arterial puede ser congénita o postraumática, se asocia con mayor frecuencia a enfermedad arterial sistémica generalizada. Factores relacionados con insuficiencia arterial como hipertensión arterial, hiperlipidemia, diabetes, síndrome metabólico. Tabaquismo, sedentarismo y consumo de alcohol también se encuentran asociados (McAninch, Lue, Smith y Pineda Rojas, 2014).

Fármacos: generalmente son los fármacos que intervienen en el control neuroendocrino central o neurovascular local del musculo liso peneano. Vías serotoninergicas y noradrenérgicas pueden verse afectada por fármacos como antipsicóticos, antidepresivos y antihipertensivos de acción central. Diuréticos tiazídicos o ahorradores de potasio como la espironolactona pueden producir reducción de la libido. Antiandrógenos modifican el comportamiento sexual (McAninch, Lue, Smith y Pineda Rojas, 2014).

Diagnóstico Clínico

Para el diagnóstico de cualquier patología siempre será necesaria la historia clínica, en este caso no es la excepción. En la historia clínica deben constar datos sobre antecedentes patológicos personales, antecedentes quirúrgicos, medicación del paciente, consumo de drogas, evaluar también el ámbito psicológico y una historia clínica sexual (Kim y Brosman, 2018).

En la historia clínica sexual deben incluir datos como la orientación sexual del paciente, relaciones previas, estado emocional, el tiempo de evolución, consultas y tratamientos previos (Hatzimouratidis et al., 2017). Es necesario evaluar otros aspectos como el deseo, eyaculación y orgasmo (McAninch, Lue, Smith y Pineda Rojas, 2014).

Dentro de la historia psicológica debe indagarse problemas de autoestima del paciente, en qué modo afrenta el problema, las relaciones sociales y su desempeño laboral (McAninch, Lue, Smith y Pineda Rojas, 2014).

En la historia clínica, el uso de cuestionarios ayuda para el diagnóstico clínico, uno de ellos es el Índice Internacional para Función Eréctil (IIEF) o su versión simplificada el Inventario de Salud Sexual para Hombres (SHIM) (Hatzimouratidis et al., 2017). El IIEF es un instrumento validado en algunos idiomas, además que es un instrumento con una sensibilidad de 84,5% y una especificada de 91,9%. Así como es usado para el diagnóstico, tiene utilidad para evaluar el manejo farmacológico y de otras terapias (Kim y Brosman, 2018).

El examen físico debe ir enfocado al aparato genitourinario, endócrino, cardiovascular y sistema nervioso. Incluso se debe tomar en cuenta patologías que no han sido diagnosticadas previamente como hipertensión arterial, obesidad, diabetes mellitus, neoplasias entre otras. (Hatzimouratidis et al., 2017). Iniciando por la toma de tensión arterial, pulsos periféricos, sensibilidad y estado de los genitales y próstata, textura de los testículos, presencia de epidídimo y anomalías peneanas (Kim y Brosman, 2018).

El diagnóstico diferencial se lo hace con la depresión, hemocromatosis, hipertensión arterial, hipogonadismo primario y secundario, enfermedad de

Peyronie, esclerodermia, anemia drepanocítica, diabetes tipo 2 (Kim y Brosman, 2018).

Exámenes Complementarios

La utilidad de los exámenes de laboratorio es para descubrir patologías asociadas o factores de riesgo. Por ejemplo la glucosa en ayunas y el perfil lipídico. En las pruebas hormonales la determinación de testosterona total (Hatzimouratidis et al., 2017).

Entre otros exámenes de laboratorio, se pueden considerar solicitar un antígeno prostático específico, para pesquisa de cáncer de próstata, un examen elemental y microscópico de orina para descartar patologías genitourinarias (Kim y Brosman, 2018).

La mayoría de pacientes son diagnosticados con su la clínica y el examen físico, sin embargo algunos pacientes que presenten disfunción eréctil sin causa orgánica o psicógena, pacientes jóvenes con antecedente de trauma pélvico, pacientes con deformidades del pene, patología psiquiátrica compleja, desordenes psicosexuales o trastornos endocrinos complejos, van a requerir otras pruebas para el diagnóstico, muchas de las cuales no se encuentran disponibles en el país. Entre las pruebas especiales se pueden encontrar la ecografía Doppler de pene y la cavernosografía (Hatzimouratidis et al., 2017).

Tabla 1 Recomendaciones para el diagnóstico de disfunción eréctil

Recomendación	Evidencia
Tomar una historia clínica adecuada que incluya la historia sexual	3B
Usar instrumentos validados para la valoración de las funciones sexuales y el efecto del tratamiento	3B
Realizar el examen físico en la valoración inicial para identificar patologías relacionas con la disfunción eréctil	4B
Solicitar exámenes de laboratorio como glucosa en ayunas, perfil lipídico, testosterona total para identificar factores de riesgo y estilos de vida modificables	4B
Solicitar estudios especiales en la evaluación inicial solo si están indicados	4B

Nota: Hatzimouratidis, K., Giuliano, F., Moncada, I., Muneer, A., Salonia, A., Verze, P. (2017). European Asociation of Urology Guidelines: Male Sexual Dysfunction. Recuperado 10 de Febrero 2020 de https://uroweb.org/guideline/male-sexual-dysfunction/

Tratamiento

El tratamiento de la disfunción eréctil no es curativo, excepto si hablamos de la disfunción eréctil de causa aterogénica postraumática en pacientes jóvenes, psicógena y de causa hormonal (Hatzimouratidis et al., 2017).

Es necesario discutir las opciones de tratamiento con el paciente y su pareja. El tratamiento debe ser el más adecuado y el que tendrá mayores beneficios a largo plazo. Las opciones de tratamiento incluyen terapia psicológica, terapia farmacológica por vía oral o intracavernosa, dispositivos externos de succión al vacío y tratamiento quirúrgico (Kim y Brosman, 2018).

Por medio de la historia clínica, se pueden identificar ciertos fármacos que pueden contribuir a la disfunción eréctil. En estos casos se pueden disminuir la dosis del fármaco, cambiar de fármaco o si es posible, suspenderlo (Kim y Brosman, 2018).

Se debe fomentar la modificación de los factores de riesgo promoviendo estilos de vida más saludables como el ejercicio físico y la pérdida de peso. En muchas ocasiones la disfunción eréctil está asociado a un riesgo cardiovascular elevado por lo que también se sugiere que el paciente sea valorado por otras especialidades (Kim y Brosman, 2018).

La terapia psicológica es un pilar fundamental para el tratamiento independientemente de su etiología. La habilidad de alcanzar una erección está relacionada con el autoestima del paciente y al no logran una erección o no llegar a mantenerla genera perdida de confianza y ansiedad (Castiñeiras Fernández, 2007).

Se puede transmitir al paciente ciertos consejos sobre su vida sexual para mejorar la calidad de las relaciones sexuales, cambiar el concepto de potencia sexual, combatir ciertos mitos negativos y dar a conocer al paciente que puede tener relaciones sexuales satisfactorias incluso cuando falle la erección (Castiñeiras Fernández, 2007).

Si la disfunción eréctil es de causa hormonal debe ser valorado por endocrinología. La suplementación hormonal con testosterona es efectiva en hipogonadismo primario y secundario. Se recomienda un seguimiento estrecho de los pacientes principalmente en sus niveles de PSA, hematocrito, perfil lipídico y función hepática. También es importante realizar un examen digital rectal (Hatzimouratidis et al., 2017).

Los andrógenos se recomiendan, pero no en monoterapia, se suelen asociar a los inhibidores de la 5-fosfodiesterasa para mejores resultados (Kim y Brosman, 2018).

Otra causa potencialmente tratable es la revascularización en pacientes jóvenes con traumatismo pélvico reciente (Hatzimouratidis et al., 2017).

Terapia Farmacológica:
En la terapia de primera línea tenemos a los inhibidores de la 5-fosfodiesterasa, su mecanismo de acción es hidrolizar el GMPc produciendo relajación del musculo liso de las arterias, de esta manera aumentan el flujo en las arterias helicinas. Los fármacos más usados son el sildenafil a dosis de 25, 50 y 100mg, las dosis deben ser adaptadas a cada paciente. El efecto deseado se produce entre 30 a 60 minutos de su administración. El tadalafil es otro inhibidor de la 5-fosfodiesterasa, tiene su efecto a los 30 minutos después de su administración por vía oral y su dosis inicial es de 10mg (Hatzimouratidis et al., 2017).

La frecuencia de reacciones adversas varía en un rango estrecho, por lo que tanto el sildenafil como el tadalafil tienen un margen de seguridad similar. Las reacciones adversas más frecuentes son cefalea, enrojecimiento facial, dispepsia, congestión nasal, y mareo (Hatzimouratidis et al., 2017).

Están contraindicados en pacientes que han sufrido infarto de miocardio, enfermedad cerebrovascular isquémica o arritmias graves dentro de los últimos 6 meses; pacientes con hipertensión arterial grado III o hipotensión, pacientes con angina inestable o que presenten anginas durante las relaciones sexuales o insuficiencia cardiaca congestiva NYHA IV. Si el paciente usa nitratos es contraindicación absoluta (Hatzimouratidis et al., 2017).

Los dispositivos de succión al vacío para la erección son una alternativa en caso de que los inhibidores de la 5-fosfodiesterasa no funcionen. Provocan una ingurgitación pasiva del cuerpo cavernoso y junto con un anillo constrictor colocado en la base del pene, retiene la sangre en los cuerpos cavernosos. Sus efectos adversos más comunes son dolor, incapacidad para eyacular, petequias y entumecimiento. El anillo constrictor no debe usarse por más de 30 minutos por lo que podría causar necrosis de la piel. El uso del dispositivo está contraindicado en pacientes con alteraciones hematológicas o que usen anticoagulantes (Hatzimouratidis et al., 2017).

Como terapia de segunda línea se puede utilizar el fármaco alprostadil como inyección intracavernosa o en forma intrauretral. (Kim y Brosman, 2018)

El alprostadil es el único fármaco eficaz en monoterapia como tratamiento de segunda línea. La dosis es entre 5-40 mcg. Su eficacia inicia entre 5 a 15 minutos y tiene una duración que depende de la dosis administrada. Las complicaciones incluyen dolor, erección prolongada, priapismo y fibrosis; además que el paciente requiere de capacitación para la colocación del fármaco. Se contraindica en hipersensibilidad, riesgo de priapismo y trastornos hematológicos (Hatzimouratidis et al., 2017).

El alprostadil intrauretral es una formulación especial a manera de supositorio, su dosis varía entre 125-1000 mcg. Los efectos adversos más frecuentes incluyen dolor, mareo e hipotensión. Por su forma de administración tiende a relacionarse con infección de tracto urinario y sangrado uretral (Hatzimouratidis et al., 2017).

El tratamiento quirúrgico es la tercera línea, el uso de prótesis peneanas pueden considerarse si los pacientes no responden a la terapia farmacológica o si los pacientes desean una solución permanente. Principalmente existen de 2 tipos, las prótesis inflables de 2 y 3 piezas y los dispositivos maleables (Hatzimouratidis et al., 2017).

Existen otros fármacos como antagonistas de receptores adrenérgicos (yohimbina), antagonistas dopaminérgicos, activadores del receptor de serotonina, estimuladores del receptor de oxitocina, derivados de las xantinas, sin embargo la Asociación Americana de Urología (AUA), no recomienda ninguno de ellos. (Kim y Brosman, 2018)

Tabla 2. Recomendaciones para el tratamiento de disfunción eréctil

Recomendación	Evidencia
Fomentar cambios del estilo de vida, modificar factores de riesgo antes o durante el tratamiento de la disfunción eréctil	1A
Tratar causas de disfunción eréctil potencialmente curables	1B
Como primera línea de tratamiento usar inhibidores de la 5-fosfodiesterasa	1A
Usar dispositivos de succión al vacío para la erección en pacientes que requieren manejo no farmacológico.	4C
Usar como segunda línea las inyecciones intracavernosas	1B
Usar como tercera línea las prótesis peneanas	4C

Nota: Hatzimouratidis, K., Giuliano, F., Moncada, I., Muneer, A., Salonia, A., Verze, P. (2017). European Asociation of Urology Guidelines: Male Sexual Dysfunction. Recuperado 10 de Febrero 2020 de https://uroweb.org/guideline/male-sexual-dysfunction/

1.Castiñeiras Fernández, J. (2007). *Libro del residente de urología (pp. 819-832). Madrid: Asociación Española de Urología.*

2.Guyton, A., Hall, J. (2016). *Guyton y Hall, tratado de fisiología médica (13ra ed., pp. 989, 979). Barcelona: Elsevier España.*

3.Hatzimouratidis, K., Giuliano, F., Moncada, I., Muneer, A., Salonia, A., Verze, P. (2017). *European Asociation of Urology Guidelines: Male Sexual Dysfunction. Recuperado 10 de febrero 2020 de https://uroweb.org/guideline/male-sexual-dysfunction/*

4.Kim, E. y Brosman, S. (2018). *Erectile Dysfunction: Practice Essentials. Recuperado el 10 de Febrero de 2020, de https://emedicine.medscape.com/article/444220-overview#a5*

5.McAninch, J., Lue, T., Simth, D., Pineda Rojas, E. (2014). *Smith and Tanagho Urología general (18va ed., pp. 596-614): México: McGraw-Hill education*

6.Moore, K., Dalley, A., Agur, A. (2011). *Anatomía con orientación clínica (6ta ed., pp. 419-423). Barcelona: Wolters Kluwer-Lippincott Williams & Wilkins.*

7.Wein, A. (2015). *Campbell-Walsh Urology (11va ed., pp. 612-668). Filadelfia: Elsevier.*

CAPÍTULO 6

CÁNCER DE PRÓSTATA

Erika Vannessa Camacho Landázuri

Introducción

La próstata es una pequeña glándula del tamaño de una nuez que se encuentra en la base de la vejiga en los hombres, ubicado enfrente del recto, debajo y a la salida de la vejiga urinaria, aunque puede estar pegado a esta. Este órgano funciona como una vejiga secundaria que ejerce presión para que el semen sea expulsado por la uretra al exterior; también tiene la capacidad de cerrar el paso de la vejiga para impedir que ésta libere su contenido durante el coito.

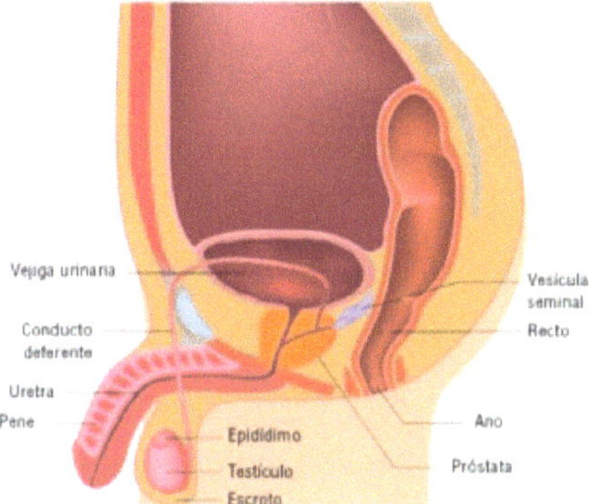

El cáncer de próstata se encuentra entre los cánceres más comunes en los hombres en todo el mundo, con un estimó 1,600,000 casos y 366,000 muertes anualmente. En los Estados Unidos, 11 por ciento de los hombres son diagnosticados con cáncer de próstata a lo largo de su vida, con la incidencia generalmente aumentando con la edad; se estima que hay 165,000 casos y 29,000 muertes anualmente. La tasa general de supervivencia a cinco años supera el 98 por ciento. Es el segundo cáncer más común en hombres en todo el mundo, con un estimado 1,100,000 casos nuevos y 307,000 muertes en 2012. En áreas desarrolladas, el cáncer de próstata se diagnostica cada vez más cuando el tumor se limita a la próstata, debido al cribado con antígeno prostático específico (PSA). Sin embargo, el cáncer de próstata confinado a la glándula puede ser menos frecuente que los tumores más invasivos como el PSA las tasas de detección disminuyen.

Factores de Riesgo

- **Edad:** Es el principal factor de riesgo para el cáncer de próstata. El riesgo de desarrollar un cáncer de próstata empieza a aumentar a partir de los 50 años en hombres de raza blanca y a partir de los 40 años en hombres de raza negra o con historia familiar (padre o hermano) de cáncer de próstata. Casi dos de cada tres casos de cáncer de próstata se detectan en hombres mayores de 65 años.

- **Raza:** Es más frecuente en hombres de raza negra que en hombres de otras razas. Además, los hombres de raza negra tienen una mayor probabilidad de ser diagnosticados en una etapa avanzada, y tienen más del doble de probabilidad de morir de cáncer de próstata en comparación con los hombres blancos, la tasa más baja de cáncer de próstata se observa en individuos de raza asiática.

- **Andrógenos:** Las células prostáticas son muy sensibles a los andrógenos (fundamentalmente dihidrotestosterona) y regresan con la castración. Hay estudios incluso, que demuestran una mayor incidencia de cáncer con niveles elevados de testosterona sérica. Para otros autores serían unos bajos niveles de testosterona, junto con la edad los desencadenantes de la enfermedad. En definitiva, se desconoce el papel exacto de los andrógenos, aunque su presencia, al menos como factor permisivo, parece ineludible.

- **Historia Familiar:** Los hombres que tienen un familiar de primer grado (padre o hermano) diagnosticado de cáncer de próstata tienen más probabilidad de desarrollar la enfermedad. Tan sólo un 5-10% de los cánceres de próstata tienen un componente hereditario. En el cáncer de próstata hereditario la edad de aparición del cáncer es más precoz (antes de 55 años) y a menudo los pacientes tienen familiares de primer grado afectos de cáncer de próstata. Se han descubierto genes implicados en una mayor susceptibilidad al desarrollo de un cáncer de próstata.

- **Dieta:** Recientes estudios sugieren que el consumo elevado de grasas animales puede aumentar el riesgo de padecer cáncer de próstata. Por otro lado, los suplementos de vitamina E y selenio y el consumo elevado de licopenos pueden tener un efecto antiproliferativo tumoral probablemente por disminución del estrés oxidativo y la genotoxicidad. Además, el consumo de pescado también ha demostrado un efecto protector en dos estudios prospectivos, probablemente ligado a la presencia de un ácido graso de cadena larga en el pescado, el ácido omega 3.

- **Alcohol:** No parece que exista una correlación entre la ingesta de alcohol y la incidencia de cáncer de próstata, aunque su consumo elevado incrementa el riesgo de cáncer más agresivo.

- **Café:** El consumo elevado de café parece asociarse a una incidencia menor de cáncer de próstata más avanzado.

- **Tabaco:** El tabaquismo se ha asociado a un incremento en la incidencia, así como a un mayor riesgo de recaída tras el diagnóstico

- **Infección e inflamación de la próstata:** Algunos estudios han sugerido que la prostatitis (inflamación de la glándula prostática) puede estar asociada a un riesgo aumentado de cáncer de próstata.

Anatomía Patológica

El cáncer de próstata es un cáncer que se forma en las células de la glándula prostática. La mayoría de los cánceres de próstata comienzan en las células que recubren la glándula prostática: estos cánceres se conocen como adenocarcinomas acinares. Muchos de estos cánceres crecen de manera extremadamente lenta y es poco probable que se diseminen, pero algunos pueden crecer más rápidamente.

Existen cinco categorías principales de cáncer de próstata:

- **Adenocarcinoma Ductal:** Este tipo de cáncer de próstata se desarrolla en las células que recubren los conductos (o tubos) de la glándula prostática. El adenocarcinoma ductal tiende a crecer más rápidamente que el adenocarcinoma acinar.

- **Adenocarcinoma Ductal:** Este tipo de cáncer de próstata se desarrolla en las células que recubren los conductos (o tubos) de la glándula prostática.

El adenocarcinoma ductal tiende a crecer más rápidamente que el adenocarcinoma acinar.

- **Cáncer de células transicionales (o urotelial):** Este cáncer se desarrolla en las células de la uretra. Por lo general, comienza en la vejiga y se disemina a la próstata, siendo muy poco frecuente que comience en la próstata y se disemine a la vejiga y a los tejidos cercanos.

- **Cáncer de células escamosas:** Este tipo de cáncer se desarrolla a partir de las células planas que cubren la próstata y tiende a crecer más rápidamente que los adenocarcinomas.

- **Cáncer de células pequeñas:** Este es un tipo de cáncer neuroendocrino compuesto por células redondas pequeñas, que a veces también se llama cáncer de células en avena. El cáncer de próstata de células pequeñas es muy poco frecuente y representa menos del 2% de todos los casos de cáncer de próstata.

Neoplasia intraepitelial próstatica: Es un proceso en el que se ven afectados ductos y acinos, dividiéndose en PIN de bajo grado y PIN de alto grado según la severidad de los cambios en los patrones de: estratificación celular, aumento de tamaño nuclear, patrón cromátínico, pleomorfismo y aparición de nucleolo.

Es difícil estimar el porcentaje de pacientes que desarrollará un adenocarcarcinoma tras la aparición de PIN en la biopsia, por lo que se puede establecer que la biopsia debe ser repetida tras la aparición de un PIN de alto grado.

Adenocarcinoma

La mayoría de estos tumores se localizan en la zona periférica. Macroscópicamente presenta un color amarillo o gris blanquecino. Aunque existen numerosos sistemas de clasificación para evaluar el adenocarcinoma prostático el más utilizado es el descrito por Gleason. El sistema de Gleason se basa en el patrón de diferenciación glandular y en el patrón de crecimiento del tumor a pequeño aumento. Se valoran los dos patrones de crecimiento más frecuentes por separado definiendo un patrón primario (predominante) y un patrón secundario (segundo más prevalente). Se valora cada patrón de 1 a 5, desde el más diferenciado al menos diferenciado.

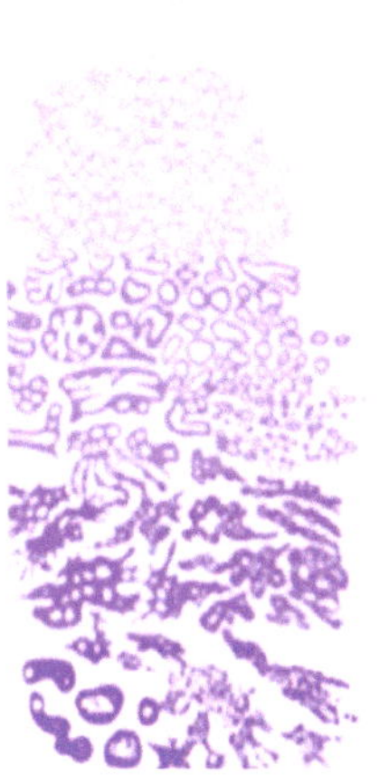

Grados de Gleason

Grado 1: Glándulas uniformes, únicas con escaso estroma entre ellas. No se observa infiltración.

Grado 2: Similar a grado 1 las glándulas presentan algo más de variabilidad de tamaño y forma, presentando más estroma entre las células.

Grado 3: El tumor infiltra por dentro y entre las glándulas prostáticas no neoplásicas, siendo de tamaño más pequeño las glándulas que en los grados anteriores.

Grado 4: Infiltración del estroma que se extiende entre las glándulas normales. Existe una fusión de las glándulas (característica diferenciadora con respecto al grado III).

Grado 5: El tumor se infiltra forma etapas difusas, no se aprecia formación de glándulas.

Estadificación del cáncer de próstata

Tumor primario	Afectación ganglionar regional	Metástasis a distancia
Tx. El tumor primario no puede ser evaluado.	Nx. La afectación ganglionar no puede ser evaluada	Mx. Las metástasis no pueden ser evaluadas
T0. No evidencia de tumor primario	N0. No afectación ganglionar	M0. No hay metástasis a distancia

T1. Tumor no palpable ni visible por imagen • T1a. Tumor incidental histológico en <5% material de resección • T1b. Tumor incidental histológico en >5% material de resección • T1c. Tumor identificado mediante biopsia por aguja por elevación de PSA	N1. Afectación ganglionar regional	M1. Metástasis a distancia • M1a. Afectación ganglionar a distancia • M1b. Afectación ósea • M1c. Otra localización
T2. Tumor confinado dentro de la próstata • T2a. Confinado a un lóbulo y • T2b. Confinado a un lóbulo y >50% del mismo • T2c. Tumor que afecta a ambos lóbulos		
T3. Tumor que se extiende más allá de la cápsula prostática • T3a. Invasión extracapsular uni o bilateral • T3b. Invasión de vesículas seminales		
T4. Invasión de estructuras adyacentes: cuello vesical, recto, músculos o pared pélvica		

Diagnóstico

El cáncer de próstata es asintomático en los estadios localizados de la enfermedad. La gran mayoría de los cánceres diagnosticados son totalmente asintomáticos; la clínica miccional que relatan algunos de los enfermos con frecuencia es atribuible a la hiperplasia benigna de próstata que suele coexistir con el cáncer Entre el seis por ciento de los pacientes cuyo cáncer de próstata es metastásico en el momento de diagnóstico, el dolor óseo puede ser el síntoma de presentación. El hueso es el sitio predominante de metástasis en el cáncer de próstata, y el dolor es la manifestación más común, otros síntomas con enfermedad metastásica pueden incluir pérdida de peso, debilidad o dolor debido a la compresión de la médula espinal, dolor debido a fracturas patológicas, fatiga causada por anemia, o síntomas renales / urinarios como hematuria o síntomas asociado con insuficiencia renal crónica.

El diagnóstico precoz del cáncer de próstata está constituido por el tacto rectal, el antígeno prostático específico (PSA) y la ecografía transrectal (ETR). El diagnóstico definitivo es lógicamente anatomopatológico obtenido tras la realización de una biopsia prostática generalmente dirigida a través de la ecografía endorectal. El valor predictivo positivo se incrementa del 6-25% con una prueba anormal hasta el 18-60% con dos anormales y alcanza el 72% cuando tacto, ecografía transrectal y PSA están alterados.

PSA: es una glucoproteína con actividad proteolítica semejante a la tripsina y quimotripsina, del grupo de las kalikreínas humanas. Su sustrato fisiológico es una proteína del coágulo seminal. Solo se sintetiza a nivel prostático, a efectos prácticos se trata de un marcador órgano-específico, y no cáncer-específico, lo que hace de él un marcador relativamente inespecífico ya que aumenta en casos de hiperplasia benigna de próstata o en prostatitis.

El valor predictivo positivo del marcador entre 4-10 ng/ml es solamente del 25%-35% y del 50%-80% con PSA por encima de 10 ng/ml en función del tacto rectal.

Tacto Rectal: en el examen rectal digital se puede detectar nódulos prostáticos, induración o asimetría que puede ocurrir en el cáncer de próstata. El valor predictivo positivo del tacto oscila entre el 11% y el 63% según las series, lo que implica que áreas de infarto, litiasis o nódulos de hiperplasia puedan ser erróneamente atribuidos a cáncer. Entre el 25% al 35% de tumores no son accesibles porque ocurren en otras partes de la glándula y los pequeños cánceres en etapa T1 no son palpables.

Ecografía Transrectal y Biopsia De Próstata: El valor predictivo positivo de la ecografía transrectal es del 50%. Es decir, sólo será cáncer 1 de cada 2 áreas ecográficas sospechosas; el resto corresponde a áreas de inflamación, atrofia o hiperplasia. El patrón de imagen del cáncer de próstata es muy variado. La imagen más típica de un tumor prostático es la de un nódulo hipoecoico en la zona periférica de la glándula. Tumores de gran volumen o más indiferenciados pueden tomar un aspecto de nódulo mixto. El 24%- 40% de los tumores son isoecoicos, indistinguibles en la imagen y sólo detectables con biopsias aleatorizadas de la glándula, la biopsia se realiza utilizando una pistola automática con agujas de calibre 18 G, la toma de biopsias no debe circunscribirse solamente a las áreas sospechosas (generalmente hipoecoicas), sino que debe integrar un muestreo aleatorizado de toda la zona periférica. Numerosos esquemas de biopsia han sido propuestos desde el tradicional de Hodge de 6 biopsias (sextantes), sin embargo, se requieren al menos 8 ó 10 biopsias para conseguir una razonable sensibilidad.

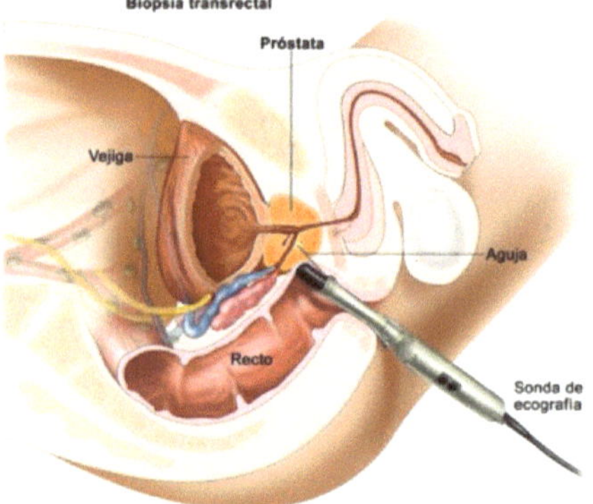

Tratamiento

Abstención Terapéutica: pacientes con cáncer de próstata de muy bajo riesgo, con tumores de bajo grado y escaso volumen; que esté en grado histológico grupo 1 (puntaje de Gleason ≤6) en biopsia y un PSA sérico <10 ng / ml, asintomáticos, sin una anormalidad detectable en el examen rectal digital o imagenología. Además, la extensión de la enfermedad dentro de la próstata debe ser limitada (es decir, menos de tres biopsias positivas núcleos, con menos del 50 por ciento de participación en cualquier núcleo, y una densidad de PSA menor de 0,15 ng / ml / gramo).

En las directrices publicadas, incluidas las de la NCCN, la vigilancia activa suele ser recomendado para hombres con enfermedades de muy bajo riesgo y una esperanza de vida> 10 años. Sin embargo, este enfoque está asociado con la necesidad de un seguimiento cercano y puede crea ansiedad significativa, lo que hace que muchos pacientes elijan definitivamente intervención incluso en ausencia de enfermedad progresiva.

Prostatectomía Radical: consiste en la extirpación total de la próstata entre el cuello vesical y la uretra, así como de las vesículas seminales, acompañándose el procedimiento de manera regular por una linfadenectomía limitada a las fosas obturadoras primera estación de diseminación linfática en el cáncer de próstata.

La prostatectomía radical puede ser realizada a través de tres vías de abordaje: vía retropúbica extraperitoneal, por vía perineal y más recientemente mediante abordaje laparoscópico a través de 4 ó 5 trócares abdominales. Una modificación de la técnica laparoscópica es la cirugía robótica.

Las recomendaciones de la European Association of Urology a través de sus guías clínicas publicadas en 2005 establece la indicación de la prostatectomía radical para los pacientes con estadios tumorales T1-2 y expectativa de vida superior a los 10 años. Los pacientes en estadios T3 sólo serán candidatos a esta opción siempre que la extensión extraprostática del tumor sea limitada, el PSA < de 20 ng/ml y el Gleason < de 8. Para las guías americanas de la National Cancer Comprehensive Network (NCCN) de 2005, que realizan una clasificación por grupos de riesgo, la cirugía radical está indicada en los pacientes de bajo e intermedio riesgo con expectativa vital superior a los 10 años. En caso de bajo riesgo la linfadenectomía puede obviarse. Las principales complicaciones; impotencia por lesión del plexo nervioso pélvico hasta en el 95% de los casos, incontinencia urinaria hasta en el 50%, estenosis vesicou-retral hasta en el 25%, lesión rectal en el 7%. La mortalidad quirúrgica es del 5%.

Radioterapia Externa: Es eficaz para el tratamiento del cáncer de próstata localizado y localmente avanzado. No existen estudios randomizados comparativos de RT frente a cirugía radical, pero los resultados de series no comparativas demuestran una eficacia similar de ambas modalidades en el control oncológico de la enfermedad. Los desarrollos técnicos en los últimos 15 años han permitido el desarrollo de nuevas técnicas de planificación como son la RT Conformacional 3D (3D CRT) y la de Intensidad Modulada (IMRT) que permiten un aumento de la dosis administrada con menor irradiación de los órganos vecinos (vejiga y recto) lo que ha permitido una significativa disminución de morbilidad. La dosis total a administrar es fraccionada en dosis diarias aproximadas de 200 cGy, con una duración del tratamiento de 2 meses aproximadamente.

Braquiterapia de Baja Tasa: consiste en la colocación de semillas de material radiactivo en el interior del parénquima prostático a través del periné y guiados mediante ecografía transrectal. Esto permite la administración de una gran dosis de irradiación en el tejido (dosis habituales de 145 Gy), con muy escasa radiación de los tejidos circundantes (vejiga, recto e intestino). Entre las ventajas de la técnica se incluye que es un procedimiento semiambulatorio realizable con anestesia regional, y estancia posoperatoria de unas horas. Las semillas utilizadas son de I125, cuya vida media es de 60 días y más raramente las de Pd103, con una vida media de 17 días. Se realiza en pacientes con cáncer de próstata de bajo riesgo (PSA < 10, Gleason ≥ 6 y estadio < T2c), y que no presenten una clínica miccional severa. Los resultados oncológicos en estos pacientes son buenos, superponibles a otras modalidades terapéuticas con un control bioquímico de la enfermedad a 10 años variable entre el 85%-94%.

Tratamiento del Cáncer de Próstata de Alto Riesgo: se incluyen en este grupo de alto riesgo los tumores T3, la existencia de un Gleason mayor de 7 o un PSA superior a 20 ng/ml. Dados los discretos resultados de la cirugía en estos pacientes, la radioterapia (RT) se ha establecido comúnmente como la primera estrategia de tratamiento. En casos de tumores avanzados importantes, en pacientes con comorbilidad importante o escasa expectativa de vida el tratamiento hormonal es el más recomendable. En caso de documentarse afectación ganglionar, diseminada o simplemente tumores cuyos parámetros impliquen una muy baja posibilidad de cura, el tratamiento de elección es la hormonoterapia.

La hormonoterapia debe considerarse como un tratamiento paliativo en sí mismo ya que la respuesta al mismo es temporal, variable en los tumores metastáticos entre 18 y 36 meses, debido a la pérdida de respuesta celular que suele acompañarse con la entrada en la fase terminal de la enfermedad.

Modalidades de Tratamiento Hormonal

• **Orquiectomía Subalbugínea:** debe considerarse el patrón de referencia en el tratamiento hormonal del cáncer de próstata. Mediante un procedimiento quirúrgico se consigue un rápido descenso de la testosterona plasmática por debajo de 20 ng/ml. Entre las ventajas figuran su eficacia, su bajo coste económico, la rapidez de consecución de los objetivos perseguidos y el hecho de que evita incumplimientos terapéuticos. Sus desventajas vienen derivadas del impacto emocional que supone la orquiectomía para el paciente, las complicaciones derivadas del acto quirúrgico y la irreversibilidad del procedimiento.

• **Análogos sintéticos de la hormona hipotalámica liberadora de LH (aLHRH):** Su administración produce un aumento de la producción de LH y FSH durante 1 ó 2 semanas. Pasado ese periodo se produce una desensibilización de los receptores de la glándula pituitaria consiguiéndose unos niveles de testosterona en rango de castración en 3-4 semanas. Se dispone actualmente de cuatro formulaciones de análogos en el mercado (leuprorelina, goserelina, triptorelina y buserelina) con preparaciones de liberación retardada que requiere la administración subcutánea o intramuscular en un rango de frecuencia de 1 a 3 meses. Las ventajas de los análogos LHRH incluyen su eficacia, su excelente perfil de tolerancia, su comodidad (un vial trimestral), el menor impacto psicológico que producen al paciente frente a la cirugía de castración y la posibilidad de reversibilidad del bloqueo. Al frente de sus desventajas están su elevado precio y la estimulación de testosterona durante las 3-4 primeras semanas (fenómeno flare) lo que puede provocar una exacerbación de los síntomas o la aparición de complicaciones como la compresión medular en caso de metástasis óseas lumbares. Para evitar este fenómeno es obligada la adición de un antiandrógeno periférico durante las primeras semanas con el fin de bloquear el exceso de testosterona circulante.

• **Antiandrógenos periféricos:** Son inhibidores competitivos de la testosterona circulante en su unión con el receptor celular. Los antiandrógenos son clasificados según su estructura química en esteroideos (acetato de ciproterona y acetato de medroxiprogesterona) y antiandrógenos no esteroideos (flutamida y bicalutamida). Ambos tipos son inhibidores competitivos de los andrógenos en su unión al receptor, si bien los esteroideos tienen una acción central progestágena que inhibe la producción central de LH y por ende de testosterona, mientras que los antiandrógenos no esteroideos mantienen la testosterona normal o ligeramente elevada.

El principal efecto secundario de cualquier tratamiento que elimine la testosterona es la impotencia y la pérdida de libido como regla general. La presencia de sofocos o golpes de calor, ginecomastia, pérdida del vello corporal y aumento de peso son hechos muy frecuentes con el tratamiento. Otros efectos secundarios a largo plazo incluyen la atrofia muscular, anemia, alteraciones del perfil lipídico, hiperglucemias y cierto estado subdepresivo y de déficit cognitivo. Otro efecto derivado de la pérdida de la testosterona lo constituye la osteoporosis que conlleva en estos pacientes un incremento de fracturas y de la mortalidad asociada.

1.Castelblanque, V. A. (28 de 06 de 2002). ELSEVIER. Obtenido de ELSEVIER: https://www.elsevier.es/es-revista-medicina-familia-semergen-40-pdf-S1138359302740793

2.Dra. Aránzazu González del Alba, D. M. (6 de MARZO de 2017). SOCIEDAD ESPAÑOLA DE ONCOLOGIA MEDICA. Obtenido de SOCIEDAD ESPAÑOLA DE ONCOLOGIA MEDICA: https://seom.org/info-sobre-el-cancer/prostata?showall=1

3.Fernández, C. (2007). LIBRO DEL RESIDENTE DE UROLOGIA. MADRID: Asociación Española de Urología (AEU).

4.Klein, E. A. (27 de AGOSTO de 2019). UPTODATE. Obtenido de UPTODATE: file:///C:/Users/Carolina%20Camacho/Downloads/Prostate%20cancer-%20Risk%20stratification%20and%20choice%20of%20initial%20treatment%20-%20UpToDate.pdf.pdf

5.Philip W Kantoff, M. M.-E. (17 de ENERO de 2020). UPTODATE. Obtenido de UPTODATE: file:///C:/Users/Carolina%20Camacho/Downloads/Clinical%20presentation%20and%20diagnosis%20of%20prostate%20cancer%20-%20UpToDate.pdf.pdf

CAPÍTULO 7

INCONTINENCIA URINARIA
Cristina Alexandra Orquera Gallegos

Introducción

Se toma como referencia a la Sociedad Internacional de Continencia, para definir a la incontinencia urinaria (IU), como la queja de pérdida involuntaria de orina. (J, Gajewski. and B, Schurch., 2018)

Esta entidad se puede obtener como un síntoma dentro de la anamnesis durante la entrevista clínica o como un signo durante la exploración física, a su vez puede ser evidenciada como una alteración confirmada mediante pruebas de urodinamia.

Se considera a la incontinencia urinaria, además de un problema médico, un problema social y económico. Los datos epidemiológicos sobre la prevalencia son muy variables. Según una revisión sistemática de la prevalencia de la IU en Europa, realizada en el 2010, ha identificado tasas de incontinencia urinaria, del 13.1% al 70.9% para mujeres. (Cerruto, M., D'Elia, C., Aloisi, A., Fabrello, M. and Artibani, W., 2012)

Así mismo se ha determinado en un estudio en España que las mujeres presentan una mayor prevalencia (15.0%) que los hombres (11.6%). (Leirós-Rodríguez, R., Romo-Pérez, V. and García-Soidán, J., 2017) En Holanda, de la prevalencia total encontrada de incontinencia urinaria en personas mayores de 65 años, el 70.9% fueron mujeres y el 29.1% hombres. (Moulin, M. and Hamers, J., 2008) Las mujeres negras No-Hispánicas tuvieron una prevalencia estandarizada más baja de IU (44.3%). (Markland, A. and Richter, H., 2011).

La incontinencia de esfuerzo es la más frecuente en mujeres menores de 75 años, y al aumentar la edad, la incontinencia de urgencia pasa a ser el tipo más frecuente de incontinencia en la mujer. (Martínez Saura, F. and Fouz López, C., 2001) La IU tiene un importante impacto, en la calidad de vida, afectando el aspecto psicológico, su comportamiento sexual además del entorno social. (Kelleher C., 2001) (Espuña Pons, M., 2003)

La incontinencia urinaria es catalogada como un fenómeno normal asociado al envejecimiento, por lo que tiene un particular impacto en la salud y bienestar del anciano frágil incluyendo a sus cuidadores. Esta creencia hace más lenta la búsqueda de ayuda por parte del paciente, y más difícil la realización de un diagnóstico y tratamiento oportunos. (Brenes Bermúdez, F. and Cozar Olmo, J., 2013).

Fisiología de la Micción

Anatómicamente la vejiga está compuesta dentro de su capa muscular por el musculo detrusor. Durante el llenado vesical, la vejiga acomoda su tono al aumento continuo de orina que llega desde los uréteres, comportándose como un órgano hueco con propiedad elástica, de conducta pasiva y no consciente.

Se considera a la micción como una función orgánica mediante la cual se consigue el vaciado de la orina, siendo estimulada cuando la vejiga ha llegado a su capacidad fisiológica. Se determinan dos fases: llenado y vaciado vesical. En este contexto se determina a la incontinencia urinaria como una consecuencia del fallo de la fase de llenado vesical, que puede generarse por causa uretral o por causa vesical. Para la comprensión de su patología es de importancia conocer aspectos fisiológicos de la micción.

En este contexto, la perfecta coordinación de las fuerzas tanto del musculo detrusor y de la uretra, serán encargadas de la continencia. Cuando la vejiga acomoda su tono muscular al aumento continuo de orina, como una conducta pasiva e involuntaria se denomina fase de llenado vesical. Los mecanismos de cierre: cuello vesical (esfínter interno), esfínter estriado de la uretra (esfínter externo) y musculo liso de la uretra funcional.

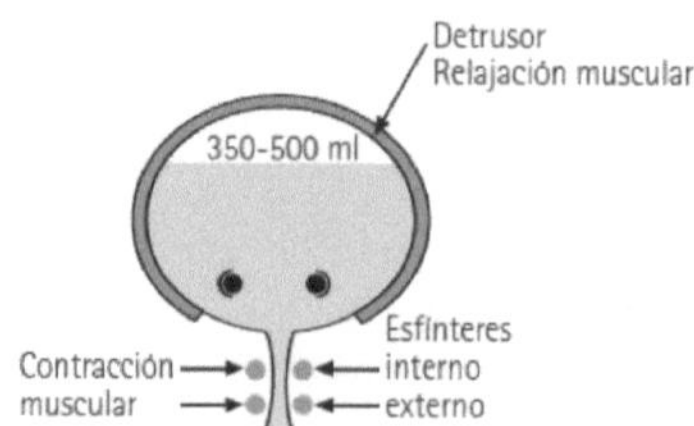

Fig. 1 Fase de llenado vesical

El proceso de la diuresis, es dependiente de varios factores, propios del individuo, como son los hábitos de ingesta de líquidos, la temperatura del ambiente, la frecuencia respiratoria y el ejercicio físico. La capacidad vesical varía, considerándose normal entre 350ml a 500ml; en la población pediátrica será menor. Al completar su capacidad fisiológica y en ausencia de impedimento se inicia la fase de vaciado vesical, en donde el esfínter externo se relaja voluntariamente, ocasionando la apertura de la uretra y contracción del detrusor al mismo tiempo que se relaja el cuello vesical.

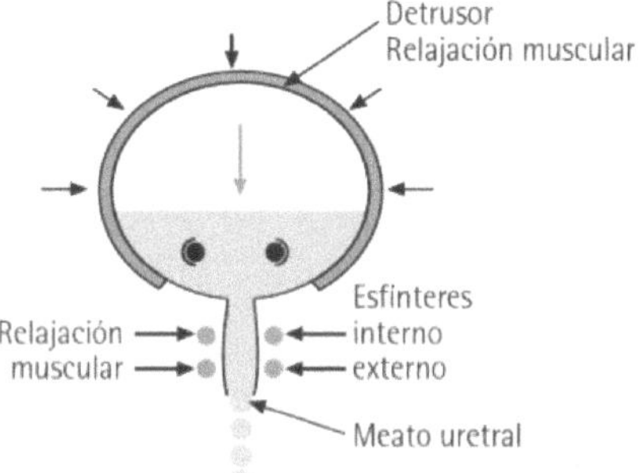

Fig. 2 Fase de vaciado vesical.

Control Neurológico de la Micción
El sistema nervioso es el encargado de regular la fisiología del tracto urinario inferior, la fase de llenado involuntario está controlada por el sistema nervioso simpático y parasimpático. En el caso de un escape de orina, el sistema nervioso voluntario y somático actúa, acción similar de éstos ocurre cuando cortamos el chorro de orina.

El sistema nervioso parasimpático nace de la medula espinal, en el núcleo localizado en las metameras sacras. El nervio erector o pélvico inerva al detrusor y se encarga de su contractilidad. Así mismo en la medula espinal, el núcleo y nervio nervio parasimpático constituyen un arco reflejo; a este llegan los estímulos y desde ahí salen las respuestas, , el interruptor sería el núcleo medular y el doble arco, el nervio.

El núcleo medular del sistema nervioso simpático, está localizado en las últimas metameras torácicas y primeras lumbares. El nervio hipogastrio, tiene su acción involuntaria, que controla la actividad del cuello vesical, controlando su apertura y cierre inconscientes.

El núcleo medular del sistema nervioso somático, está situado en la medula sacra, el nervio pudendo controla voluntariamente al esfínter externo de la uretra y el esfínter anal.

Como hemos analizado, la acción coordinada de los tres núcleos y nervios antes mencionados, tanto en la primera como en la segunda fase de la micción, es primordial para su correcto funcionamiento. Es importante mencionar que sobre esta coordinación, influye el control voluntario que ejerce la corteza cerebral a través de su control sobre el núcleo pontino.

Núcleo simpático:	*nervio hipogástrico (D10-L1)*	*esfínter interno*
Núcleo parasimpático:	*nervio erecto pélvico (S2-S3-S4)*	*detrusor*
Núcleo somático:	*nervio pudendo (S3-S4)*	*esfínter externo*

Tabla 1. Núcleos medulares de la micción

Al completar la fase de llenado vesical, hasta completar la capacidad fisiológica de distención, la persona percibe la sensación de repleción vesical (deseo de orinar), esta viaja por las vías sensitivas del nervio erector o pélvico hasta las metameras S2-S3-S4 de la medula, penetra por las astas posteriores y se dirige al núcleo parasimpático (situado en el asta intermedio lateral), donde el estímulo produce una respuesta motora, que sale por las astas anteriores y por el nervio pélvico se dirige a la vejiga para contraer al detrusor durante la fase de vaciado.

El cuello vesical por su inervación simpática (nervio hipogástrico) hace que se abra simultáneamente a la contracción del detrusor. El esfínter externo de la uretra posee fibras de musculo estriado, es controlado por el sistema nervioso central a través del núcleo y nervio pudendo. La actividad del esfínter externo es voluntaria. (Conejero, A., Gimeno, V., & Such, T., 2007)

Durante la continencia, el simpático será activado, consiguiendo, así, el cierre del cuello vesical; el parasimpático estará inactivo, permitiendo la acomodación del detrusor al llenado. El pudendo solo se activara en el momento en que la continencia esté amenazada. (Conejero, A., Gimeno, V., & Such, T., 2007)

Entonces, podemos de que el responsable de la continencia pasiva es el simpático, por su acción no consiente a nivel del cuello vesical; el responsable de la continencia activa es el pudendo, por su acción voluntaria y consciente sobre el esfínter externo, cuando se tiene la sensación de micción inminente. (Conejero, A., Gimeno, V., & Such, T., 2007)

Durante el vaciado se produce, en primer lugar, la relajación del esfínter estriado disminuyendo la actividad el nervio y el núcleo pudendo, seguido de la activación parasimpática, simultánea a la relajación simpática; lógicamente, antes de contraerse la vejiga, la uretra ha de estar abierta. (Conejero, A., Gimeno, V., & Such, T., 2007)

La coordinación de los núcleos medulares la realiza un centro superior, denominado núcleo pontino, autentico núcleo de la micción, esto impide que los núcleos medulares de la micción actúen de forma independiente. Si es que estos actuaran de forma independiente se produce la contracción del detrusor, estando los esfínteres cerrados, impidiendo la micción durante la fase de vaciado o por el contrario, se podrían relajar los esfínteres durante la fase de llenado sin que hubiera contracción del detrusor, produciendo la incontinencia.

Así, se produce incontinencia siempre que la presión de la vejiga es superior a la presión en la uretra, es decir, cuando la presión de cierre uretral es negativa.

Presión de cierre uretral (PCU)

PCU = Presión uretral (PU) – Presión intravesical (P. Ves)

Fig. 3 Presiones tracto urinario inferior

Neuroreceptores y Neurotransmisores en la Micción

En el proceso fisiológico de la micción y en fisiopatológico de la incontinencia urinaria, tienen relevancia los receptores adrenérgicos y colinérgicos, los mismos que se encuentran distribuidos de la siguiente manera:

Lugar	Receptores	Su estimulación produce
Cuerpo vesical	Colinérgicos Beta-adrenérgicos	Contracción del detrusor Relajación del detrusor
Trigono y cuello vesical	Alfa-receptores	Contracción del esfínter interno
Esfínter estriado	Colinérgicos	Contracción del esfínter externo

Tabla 2. Neuroreceptores en la micción

Los receptores parasimpáticos colinérgicos y los beta-adrenérgicos, se encuentran en mayor número en el cuerpo vesical, donde los receptores alfa, son escasos o nulos. Estos receptores alfa predominan en la base, cuello vesical y uretra funcional donde también existen receptores beta-adrenérgicos y colinérgicos, en menor proporción.

Los receptores colinérgicos están presentes en toda la vejiga y uretra, encontrándose en mayor número en el cuerpo vesical.

Mecanismos de Incontinencia Urinaria

Al nacimiento y niñez la micción se desencadena por llegar a su capacidad fisiológica y por estímulos externos. La incontinencia urinaria es considerada como la perdida inadecuada e involuntaria de orina. No es una enfermedad, sino es una consecuencia de una alteración de la fase de llenado vesical, presente en ciertas enfermedades, en donde es referida como síntoma. Siendo de esta manera puede manifestarse como un signo, síntoma o alteración. (Conejero, A., Gimeno, V., & Such, T., 2007)

- La incontinencia como síntoma:
  1. De urgencia: es la perdida involuntaria de orina asociada a un fuerte deseo de orinar.
  2. De esfuerzo: son las perdidas involuntarias de orina relacionadas con los movimientos.
  3. Inconsciente: la incontinencia puede ocurrir en ausencia de urgencia y sin reconocimiento consciente de la perdida de orina.
  4. Enuresis: cualquier perdida involuntaria de orina durante el sueño.
  5. Goteo postmiccional e incontinencia urinaria: otras formas sintomáticas de incontinencia ligadas a la perdida de orina tras la micción o el goteo continuo.

- La incontinencia como signo: la perdida de orina se objetiva simultáneamente a un ejercicio físico o movimiento en la incontinencia de esfuerzo. El goteo postmiccional y la incontinencia continua son también objetivos.

- La incontinencia como alteración: señala la causa responsable de la incontinencia en el tracto urinario inferior a través del diagnóstico urodinámico.
  1. Incontinencia de esfuerzo: perdida de orina que ocurre cuando, en ausencia de contracción del detrusor, la presión intravesical excede a la presión uretral máxima. Uretra incompetente.
  2. Incontinencia por hiperactividad del detrusor: perdida de orina por la contracción involuntaria de la vejiga.
  3. Incontinencia por rebosamiento: perdida de orina asociada a hiperdistensión de la vejiga.

Causas de incontinencia urinaria
- Fallo del detrusor (detrusor hiperactivo):
  1. Hiperactividad idiopática si no hay causa neurológica demostrable.
  2. Hiperactividad de causa neurológica.

- Uretra incompetente:
    1. Alteración del esfínter externo y de los músculos del suelo pélvico (perdida de tono y elasticidad).
    2. Daño neurológico.
    3. Fallo del esfínter interno por relajación inapropiada o lesión orgánica.

- Por combinación de mecanismos anteriores.

Diagnóstico Clínico

Anamnesis

El correcto diagnostico se basa en valorar los factores de riesgo del paciente, siendo estos modificables y no modificables. (Conejero, A., Gimeno, V., & Such, T., 2007)

Tabla 3. Factores de riesgo predisponentes para incontinencia urinaria

Factores modificables	Factores no modificables
Celes y prolapsos.	Edad.
Infección orina, estreñimiento.	Partos previos.
Tabaquismo, alcoholismo.	Histerectomía.
Obesidad.	Menopausia.
Fármacos.	IQ pélvicas previas.
Enf. concomitantes (DM, HTA, EPOC).	
Alto consumo de cafeína.	

Tabla 4. Factores que influyen en la continencia

Fármacos	Ejemplos	Mecanismo de acción
Hipnóticos y ansiolíticos	Benzodiacepinas	Sedación, inmovilidad, relajación esfínter estriado
Diuréticos	Furosemida, tiazidas	Poliuria
IECA	Captopril, Enalapril	Tos
Antidepresivos	Antidepresivos tricíclicos	Acción anticolinérgica, sedación
Antipsicóticos	Haloperidol	Sedación delirio, inmovilidad
Antiparkinsonianos	Biperideno	Acción anticolinérgica
Antagonistas del calcio	Nifedipino, amlodipino	Relajación del m. detrusor
Alfa-agonistas	Efedrina	Cierre uretral (RAO en varones)
Opiáceos	Tramadol, codeína	Relajación del detrusor, estreñimiento
Alfa-bloqueantes	Alfazosina, tamsulosina...	Relajación cuello vesical
Antihistamínicos	Dexclorfeniramina maleato	Acción anticolinérgica
Antiespasmódicos	Baclofén, dantrolen	Relajación del esfínter externo

Para el adecuado abordaje de esta patología y poder clasificarla de forma adecuada, desde un escenario de atención primaria, los siguientes datos obtenidos de anamnesis, que se muestran en la tabla a continuación, pueden ser orientativos para su manejo.

Tabla 5. Resumen clínico - diagnóstico

	IU urgencia	IU mixta	IU esfuerzo
¿Siente en ocasiones deseos repentinos de orinar?	Si	Si	No
¿Orina más de ocho veces al día?	Si	Si	No
¿Pierde orina al saltar, toser...?	No	Si	Si
¿Puede aguantar hasta llegar al WC?	No	Si/No	Si
¿Se despierta por la noche para orinar?	Si	Si	No

Existen herramientas a emplearse en consulta, que nos sirven de ayuda dentro de la anamnesis para nuestra sospecha diagnostica, dentro de los más empleados están los cuestionarios International Consultation on Incontinence Questionnaire-Short Form (ICIQ-SF) que es aplicado por parte del profesional y otro que es desarrollado por el propio paciente a manera de autoevaluación es el IU-4. (Conejero, A., Gimeno, V., & Such, T., 2007)

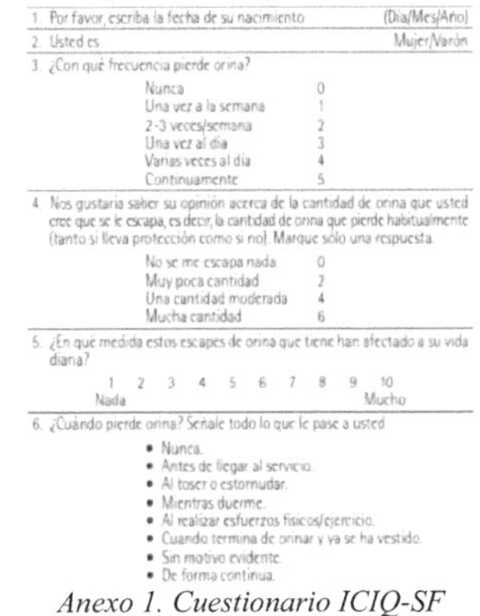

1. Por favor, escriba la fecha de su nacimiento   (Dia/Mes/Año)

2. Usted es   Mujer/Varón

3. ¿Con qué frecuencia pierde orina?

Nunca	0
Una vez a la semana	1
2-3 veces/semana	2
Una vez al día	3
Varias veces al día	4
Continuamente	5

4. Nos gustaría saber su opinión acerca de la cantidad de orina que usted cree que se le escapa, es decir, la cantidad de orina que pierde habitualmente (tanto si lleva protección como si no). Marque sólo una respuesta.

No se me escapa nada	0
Muy poca cantidad	2
Una cantidad moderada	4
Mucha cantidad	6

5. ¿En qué medida estos escapes de orina que tiene han afectado a su vida diaria?

   1   2   3   4   5   6   7   8   9   10
   Nada   Mucho

6. ¿Cuándo pierde orina? Señale todo lo que le pase a usted

- Nunca.
- Antes de llegar al servicio.
- Al toser o estornudar.
- Mientras duerme.
- Al realizar esfuerzos fisicos/ejercicio.
- Cuando termina de orinar y ya se ha vestido.
- Sin motivo evidente.
- De forma continua.

Anexo 1. Cuestionario ICIQ-SF

| 1. ¿Se le escapa la orina cuando hace un esfuerzo físico*? |
| 2. ¿Se le presentan bruscamente las ganas de orinar? |
| 3. ¿Se le ha escapado la orina porque no le da tiempo a llegar al baño? |
| 4. Por causa de los escapes de orina al presentarse bruscamente las ganas de orinar, ¿ha necesitado algún tipo de protección? |

* Se entiende por esfuerzo físico subir o bajar escaleras, reir, toser, estornudar, incorporarse de un asiento bajo...

La primera pregunta identifica la IUE.

La segunda y tercera preguntas identifican la IU de urgencia.

Identificamos IU mixta si la respuesta es positiva a la pregunta 4 y ha sido positiva a la 1 y a la 2 o la 3.

En hombres las preguntas 2 y 3 pueden ser orientativas para sospechar inestabilidad del detrusor. Para el diagnóstico de IU secundaria a obstrucción prostática se pregunta acerca de síntomas obstructivos.

El cuestionario IU-4 es autoadministrado y es el/la paciente quien valora más su sintomatología y gravedad. Este cuestionario será comparativo en el mismo paciente después de haber instaurado un tratamiento y medirá la evolución de la sintomatología. No se usa como un punto de corte específico sino como una puntuación comparativa de la evolución.

Anexo 2. Cuestionario IU-4

Síntomas del tracto urinario inferior / síntomas de llenado: Frecuencia diurna aumentada, Nocturia, Urgencia urinaria, incontinencia urinaria, incontinencia urinaria de esfuerzo, incontinencia urinaria de urgencia, incontinencia urinaria mixta, incontinencia urinaria continua, otros tipos de incontinencia urinaria (durante la relación sexual o la risa).

Examen Físico

Durante el examen físico la exploración abdominal es fundamental, para descartar globo vesical, masas abdominales o pélvicas que pudieran hacer compresión sobre la vejiga. En pacientes mujeres es importante la exploración ginecológica, donde pueda descartarse celes y prolapsos, ya que estos son causa frecuente de incontinencia urinaria de esfuerzo o pueden llegar a obstruir la uretra. Se puede solicitar a la paciente que dé un golpe de tos, para evidenciar o no perdida de orina. En hombres el tacto rectal es importante, para evaluar el tamaño de la próstata, en caso de tener un tamaño aumentado puede ser un obstáculo para la orina, que puede predisponer en un futuro a incontinencia urinaria por rebosamiento. Además el tacto rectal nos aporta la presencia o ausencia de fecaloma, del tono y control del esfínter, así como la valoración del reflejo bulbo-cavernoso, su alteración podría deberse a una alteración del arco reflejo sacro S2-S4, que es fundamental para la correcta contingencia.

Clasificación Clínica

Existen cuatro tipos:

1.IU de esfuerzo: Es causada por aumento de la presión intrabdominal, como en la tos, la risa, maniobras de Valsalva o esfuerzo físico. Existe un cierre deficiente de la uretra, con actividad del detrusor normal, mas ausencia del deseo de orinar. Presente en obesidad, embarazos y partos, fármacos relajantes musculares, enfermedades neurológicas, déficit de estrógenos en mujeres postmenopáusicas.

2.IU de urgencia: Existe un precedente de un intenso deseo de orinar, del que el paciente es consciente. Se manifiesta con más de 9 micciones al día con ingesta normal de líquidos. Existe contracción involuntaria del detrusor, a confirmarse con un estudio urodinámico. Presente en enfermedades del SNC o SNP, antecedente de cirugía urológica, urolitiasis, ITU, fecaloma, diverticulitis, etc.

3.IU mixta: Están presentes tanto síntomas de IU de esfuerzo como de IU de urgencia. Existe hiperactividad del detrusor combinado con la disfunción del esfínter uretral. Presente en mujeres mayores y ancianos prostáticos.

4.IU por rebosamiento: Causada por una vejiga distendida, presión intravesical aumentada que supera la presión uretral, a pesar del correcto funcionamiento de los esfínteres. Presente en obstrucción infravesical como la hipertrofia prostática benigna o hipoactividad contráctil del detrusor como en las alteraciones neurológicas, diabetes mellitus o fármacos.

5.IU transitoria: Manifiesta en los pacientes geriátricos, como causas están los acrónicos DRIP o DIAPPERS. (Méndez Rubio, S., 2013)

D	Delirium	D	Delirium
	Drogas y fármacos	I	Infección
R	Retención urinaria	A	Atrófica (vaginitis)
	Restricción ambiental	P	Polifarmacia
I	Infección	P	Psicológicas
	Inflamación	E	Endocrinopatías
	Impactación	R	Restricción movilidad
	Inmovilidad	S	Stool (fecal) impactación
P	Poliuria		
	Polifarmacia		

Tabla 6. Causas transitorias de incontinencia urinaria

Exámenes Complementarios
Serología

Es importante solicitar una analítica básica, con pruebas de función renal (creatinina, urea, electrolitos) y glicemia. Además un examen elemental microscópico de orina sirve para descartar infección del tracto urinario, siendo esta una de las causas de incontinencia urinaria transitoria.

Pruebas de Imagen

Es indispensable descartar la presencia de residuo postmiccional, que será significativo a partir de los 50ml o cuando represente más del 33% del volumen orinado. El eco pélvico nos proporciona datos del volumen pre y post miccional, además de la valoración anatómica con el objetivo de descartar anomalías del tracto urinario y alteraciones renales.

Pruebas Complementarias

Todas las pruebas complementarias más allá de la ecografía, se reservan al campo de los especialistas. Así detallamos a continuación los criterios de derivación.

Dificultades diagnósticas, clínica confusa.
Falta de respuesta al tratamiento pautado.
IU asociada a hematuria sin infección.
IU asociada a infecciones de repetición.
Posibilidad de IQ reparadora.
Presencia de prolapsos o celes.
Antecedente de cirugía correctora de la IU.
Enfermedades neurológicas.
Sospecha de alteración del tracto urinario.
Necesidad de realizar estudio urodinámico.

Tabla 7. Indicaciones de derivación a Urología

Tratamiento

El medico de primer nivel de atención debe intentar corregir la incontinencia utilizando dos pilares del tratamiento: las medidas higienico-dieteticas y el empleo de fármacos.

Medidas higienico-dieteticas

- **Líquidos y comidas:** Controlar la ingesta de líquidos para no producir formación excesiva de orina, que aumente su incontinencia. Evitar alimentos y bebidas que aumenten la formación de orina como el alcohol, café, té y otras infusiones.
- **Distribución horaria:** Beber más durante la mañana para disminuir los líquidos de la tarde y noche, con la intención de que la formación de orina no sufra grandes variaciones.
- **Vaciado vesical con la frecuencia adecuada:** el objetivo es controlar mejor los escapes urinarios, al mantener la vejiga con el volumen adecuado para evitar la incontinencia.
- **Diarios miccionales:** Son de extraordinaria ayuda como "feed-back" de concienciación del paciente respecto a las medidas higienico-dieteticas, ya que reflejan el volumen y horario miccional, si se producen episodios de urgencia, perdidas involuntarias de orina, horario y volumen de los líquidos ingeridos, etc.
- **Higiene corporal adecuada y adaptación arquitectónica del entorno y la vivienda,** en aquellos pacientes con limitaciones.
- **Reeducación perineal:** técnicas encaminadas a desarrollar y fortalecer la musculatura del suelo pélvico además de modificar los hábitos miccionales de la persona favoreciendo su autocontrol sobre el propio ciclo continencia – micción. Se toma en cuanta en este apartado la cinesiterapia mediante los ejercicios de Kegel.

Fármacos

La base de llenado vesical es una fase simpática, en la que el estímulo alfa-adrenérgico en el cuello produce contracción del mismo y continencia, mientras que la actividad beta-adrenérgica en el cuerpo induce relajación y adaptación al llenado. El vaciado vesical es una fase parasimpática, en la que el estímulo colinérgico provoca contracción del detrusor, mientras que el tracto de salida se relaja por posible inhibición de la transmisión simpáticoadrenérgica. Entonces podemos diferenciar dos grupos de fármacos útiles en el tratamiento de la incontinencia: fármacos que disminuyen la actividad del detrusor (anticolinérgico) y fármacos que aumentan la resistencia uretral (alfa-estimulantes).

	Disminución de contractilidad	Aumento de contractilidad
Detrusor	Anticolinérgicos beta-estimulantes	Colinérgicos
Cuello vesical	Alfa-bloqueantes	Beta-bloqueantes Alfa-estimulantes
Esfinter externo	Relajantes músculo estriado	Fcos. que aumentan actividad musc. estriado (duloxetina)

Tabla 8. Objetivos terapéuticos

Fármaco	Mecanismo de acción	Dosis
Oxibutinina (Ditropan®, Dresplan®)	Anticolinérgico Relajante muscular Anestésico local	5 mg/8-12 h
Cloruro de trospio (Uraplex®)	Anticolinérgico	20 mg/12 h
Tolterodina (Urotrol Neo®, Detrusitol Neo®)	Anticolinérgico	4 mg/24 h
Solifenacina (Vesicare®)	Anticolinérgico	5 mg/24 h
Imipramina (Tofranil®)	Anticolinérgico Relajante muscular	25 mg/8 h
Flavoxato (Uronid®)	Antagonista del calcio Relajante muscular	200 mg/6 h
Duloxetina (Cymbalta®, Xeristar®)	Inhibe recaptac. Serotonina y NA (IRSN)	80 mg/24 h
Fenoxibezamina (Dibenilyne®)	Alfa-bloqueante Relajación cuello vesical	5-10 mg/8 h
Doxazosina (Carduran Neo®, Progandol Neo®)	Alfa-bloqueante Relajac. musc. liso y cuello vesical	4-8 mg/24 h
Alfuzosina (Uni-Benestan®, Alfetim retard®)	Alfa-bloqueante Relajación cuello vesical	10 mg/24 h
Terazosina (Deflox®, Magnurol®, Zayasel®)	Alfa-bloqueante Relajación cuello vesical	Inicio gradual, hasta 5 mg/24 h
Tamsulosina (Omnic®, Urolosin®)	Alfa-bloqueante Relajación cuello vesical	0,4 mg/24 h
Baclofeno (Lioresal®)	Relajante musc. estriado	75 mg/24 h
Diazepam (Valium®)	Relajante musc. estriado	5 mg/8 h
Tetrazepam (Myolastan®)	Relajante musc. estriado	50 mg/8 h

Tabla 9. Fármacos empleados en disfunción vesicoesfinteriana

Tratamiento Conservador

El tratamiento conservador inicial debe ser intentado por 8 a 12 semanas y, posteriormente, la paciente debe ser reevaluada. Las recomendaciones siguientes van enfocadas a modificar el estilo de vida de las mujeres que padecen incontinencia con la finalidad de reducir la aparición y desarrollo del problema de incontinencia. (Trujillo, A. 2016)

1.Pérdida de peso para la persona obesa. (Grado A)

2. Evitar ejercicio físico intenso y actividades que impliquen carga, esto favorece el aparecimiento de IUE y prolapso genital asociado.

3. Se ha manifestado una asociación demostrada entre el tabaquismo y la IU

4.Reducir la ingesta de líquidos en las horas previas al descanso. (Grado C)

5.Reducir sustancias irritantes como cafeína (grado B) té, alcohol, condimentos.

6.Reducir el estreñimiento mejorando la dieta y el hábito defecatorio. (Grado C)

7.Técnicas de modificación conductual: realización de micción programada, aumentado el intervalo entre micciones en forma paulatina, esto reduce la frecuencia de escapes y severidad de la incontinencia. El entrenamiento vesical consiste en instruir a la paciente a tener un horario de micción para no llegar a un volumen vesical que provoque incontinencia.

8.Medicamentos: modificar el consumo de algunos medicamentos nombrados a continuación que pueden provocar incontinencia.

1.J, Gajewski. and B, Schurch., 2018. *An International Continence Society (ICS) report on the terminology for adult neurogenic lower urinary tract dysfunction (ANLUTD). In: Neurourology and Urodynamics. pp.37(3):1152-1161.*

2.Cerruto, M., D'Elia, C., Aloisi, A., Fabrello, M. and Artibani, W., 2012. *Prevalence, Incidence and Obstetric Factors' Impact on Female Urinary Incontinence in Europe: A Systematic Review. Urologia Internationalis, 90(1), pp. 1-9.*

3.Leirós-Rodríguez, R., Romo-Pérez, V. and García-Soidán, J., 2017. *Prevalencia de la incontinencia urinaria y su relación con el sedentarismo en España. Actas Urológicas Españolas, 41(10), pp.624-630.*

4.Moulin, M. and Hamers, J., 2008. *Prevalence of urinary incontinence among community-dwelling adults receiving home care. Research in Nursing & Health, 31(6), pp.604-612.*

5.Markland, A. and Richter, H., 2011. *Prevalence and Trends of Urinary Incontinence in Adults in the United States, 2001 to 2008. Journal of Urology, 186(2), pp.589-593.*

6.Martínez Saura, F. and Fouz López, C., 2001. *Incontinencia urinaria: una visión desde Atención Primaria. Medifam, 11(2).*

7.Kelleher C., 2001. *Quality of life and urinary incontinence. En: Textebook of Female Urology and Urogynecology. Cardozo L, Staskin D (Eds). Ed. Isis Medical Media Ltd, United Kingdom 2001. p. 47-58.*

8.Espuña Pons, M., 2003. *Incontinencia de orina en la mujer. Medicina Clínica, 120(12), pp.464-472. 10. Brenes Bermúdez, F. and Cozar Olmo, J., 2013. Criterios de derivación en incontinencia urinaria para atención primaria. Atención Primaria, 45(5), pp.263-273.*

9.Trujillo, A. 2016. *Guías Clínicas Sociedad Ecuatoriana de Urología: Vejiga Neurogénica e Incontinencia Urinaria. Tercer nivel. Universidad San Francisco de Quito.*

10.Conejero, A., Gimeno, V., & Such, T., 2007. *Guía de buena práctica clínica en incontinencia urinaria [Ebook] (1st ed., pp. 13-60). Madrid: International Marketing y Comunication, S.A.*

11.Méndez Rubio, S., 2013. *Incontinencia En El Anciano. Madrid: Sociedad Española de Geriatría y Gerontología.*

CAPÍTULO 8

CISTITIS INTERSTICIAL

Evelyn Anette Alvarez Perez

Introducción

La cistitis intersticial es un síndrome de etiología desconocida, de origen multifactorial caracterizado por la existencia de una inflamación crónica de la vejiga. Se describe por la presencia de síntomas irritativos crónicos, cultivo y estudio citológico de orina negativos y la existencia de hallazgos cistoscópicos característicos (Gómez Muñoz, González Enguita, & Vela Navarrete, 2007).

En 1836 Joseph Parrish, identificó tres casos de síntomas graves de del tracto urinario inferior sin presencia de cálculos vesicales, lo cual denominó "tic doloroso de la vejiga". Skene en 1887 utilizó por primera vez el término cistitis intersticial para representar una inflamación que había destruido la membrana mucosa en forma parcial o total y se extendía a las paredes musculares. A principios del siglo XX, Guy Hunner comunicó sobre ocho mujeres con dolor suprapúbico, polaquiuria, nicturia y urgencia miccional con una duración promedio de 17 años. Además describió áreas rojas y sangrantes sobre la pared vesical, las cuales se conocen como "úlceras de Hunner" (Hanno P. M., 2007).

Epidemiología

En los Estados Unidos se estima que existen entre 500 000 a 1 000 000 de casos, con una prevalencia de 11 por cada 100 000 habitantes, (Young & Finn, 2010). Es cinco veces más frecuente en mujeres que en hombres, con una prevalencia que aumenta desde los 40 años de edad (Osorio & Laiz, 2018).

Fisiopatología

No se conoce la verdadera patogenia de la cistitis intersticial, al punto de que se trata de un complejo síndrome que está en constante revisión(Gallo Vallejo, Díaz López, & Carmona Salgado, 2007). Las posibles etiologías periféricas incluyen anomalías de las células epiteliales y uroteliales. Los síntomas pueden deberse a la interrupción de la capa celular apical del urotelio, por interrupción de su capa de glucosaminoglicano (GAG), que actúa como regulador del paso de cationes además de proteger el urotelio de sustancias y bacterias nocivas. Las lesiones de Hunner son características de la cistitis intersticial pero solo se encuentran en el 4 a 10% de los pacientes con diagnóstico reciente o en quienes de sospecha de cistitis intersticial. Existe una teoría acerca de la disminución de GP51 una glucotroteína antibacteriana. La inflamación producto de una infección del tracto urinario puede ser el desencadenante de la cistitis intersticial (Marcu, Campian, & Tu, 2018). La lesión de la membrana ocasiona el paso de componentes de la orina al intersticio, lo cual provoca activación de mastocitos, liberación de citoquinas, leucotrienos y setotonina, lo que desencadena degranulación de mastocitos y liberación de histamina y proteasas, las cuales inducen la activación de las fibras C y liberación de sustancia P, que conlleva a una lesión vesical progresiva y respuesta inmunogénica (Osorio & Laiz, 2018). Otra teoría postula la deficiencia en la proteína Tamm-Horsfall la cual neutraliza las toxinas urinarias, cumple una función protectora de la vejiga y su alteración podría ser uno de los mecanismos involucrados en la patogenia de la enfermedad. Además, el factor antiproliferativo se encarga de inhibir la proliferación normal de células epiteliales de la vejiga (Marcu, Campian, & Tu, 2018).

Etiología

La etiología de la cistitis intersticial es multifactorial, se relaciona con la presencia de otras patologías: neurológicas, psicológicas, infecciones, obstrucción vascular y linfático, autoinmunes etc. (Young & Finn, 2010) (Gómez Muñoz, González Enguita, & Vela Navarrete, 2007).

- **Infección:** En muchos casos el diagnóstico se establece luego de que el paciente ha recibido tratamiento antibiótico por una infección sin remisión de los síntomas. Muchos autores apoyan la teoría infecciosa sin encontrar evidencia de una infección bacteriana, fúngica o viral. Para ello se deben realizar cultivos de orina y de tejido vesical para detectar los microorganismos causantes de la misma (Hanno P. M., 2007).

- **Neuropatías:** Existe evidencia de perineuritis en la pared de la vejiga en pacientes con cistitis intersticial, donde para el mantenimiento de la misma actúan mecanismos neuropáticos, aunque su relación con la enfermedad y el grado de importancia no están completamente establecidos (Gómez Muñoz, González Enguita, & Vela Navarrete, 2007).

- **Endocrinopatías:** En las mujeres los niveles bajos de estrógenos se han relacionado con la influencia hormonal de este padecimiento, aunque se carece de evidencia clara (Gómez Muñoz, González Enguita, & Vela Navarrete, 2007).

- **Autoinmunidad:** existen mecanismos inmunológicos que desempeñan un papel significativo en el desarrollo de la cistitis intersticial. Se ha postulado que la liberación excesiva de neurotransmisores en los nervios sensitivos y de mediadores de los mastocitos en la inflamación son los desencadenantes del desarrollo y la progresión de los síntomas. La Inflamación produce afectación del contenido de la vejiga del factor de crecimiento nervioso, además de alteraciones morfológicas en las neuronas motoras y sensitivas que inervan la vejiga. La neuroplasticidad se relaciona con la inflamación vesical, los síntomas de larga data y el dolor que aparece luego de su resolución (Hanno P. M., 2007).

- **Permeabilidad del epitelio y de la capa de glucosaminoglucanos de la vejiga:** Los glucosaminoglucanos (GAG) imposibilitan la adherencia de las bacterias a la pared vesical. Los GAG crean una capa continua sobre el urotelio vesical (Hanno P. M., 2007). Si se produce un déficit en esta capa de GAG permitirá el paso de sustancias de la orina hacia los espacios subepiteliales de la vejiga, siendo responsable de el proceso inflamatorio, lo cual conllevará a la aparición de cambios patológicos y los síntomas propios de la enfermedad (Gómez Muñoz, González Enguita, & Vela Navarrete, 2007).

- **Participación de los mastocitos:** En la vejiga los mastocitos se ubican cerca de los vasos sanguíneos, los vasos, linfáticos, nervios y el músculo detrusor. Los mastocitos secretan cantidades importantes de sustancias proinflamatorias, entre ellas histamina, responsable de inducción de la inflamación que a su vez produce dolor, hiperemia y desencadenar incluso una fibrosis (Hanno P. M., 2007) (Gómez Muñoz, González Enguita, & Vela Navarrete, 2007).

Diagnóstico Clínico

Historia clínica (A todos los pacientes, Grado C, nivel de 4 de evidencia): Una historia clínica detallada es de suma importancia para la identificación de los síntomas típicos de la cistitis intersticial y de otras enfermedades con síntomas similares (Golda, Nadeau, Nickel, & Cox, 2016).

Síntomas

El síntoma principal de esta patología es el dolor referido a la vejiga descrita como un dolor que aumenta con el llenado vesical y disminuye con la micción. Su localización es variable: suprapúbico (predominantemente), perineal, vaginal, vulvar, dorsal bajo, escrotal e incluso en los muslos (Young & Finn, 2010) (Osorio & Laiz, 2018).

El paciente además puede presentar los siguientes síntomas:

- **Frecuencia:** es casi universal (92% de pacientes) aumento en el número de veces de la micción, en casos iniciales suele ser leve, pero puede llegar a presentarse en una periodicidad muy significativa, cada 10-15 minutos. La frecuencia de micciones diarias es de 16, con fines diagnósticos se considera como indicativo 8 micciones diarias y la presencia adicional de dolor y urgencia. En algunos casos los pacientes llegan a tener diuresis al menos 40 veces al día con un volumen miccional menor a 100 ml (Gallo Vallejo, Díaz López, & Carmona Salgado, 2007).

- **Urgencia:** Sensación de tener que miccionar inminentemente. Se puede acompañar además de tenesmo vesical. Este síntoma puede presentarse además en pacientes con vejiga hiperactiva, lo que distingue a estas dos patologías es que los pacientes con cistitis intersticial vacían la vejiga para aliviar el dolor, mientras los pacientes con vejiga neurogénica evitan el vaciamiento por miedo a la incontinencia. La buena respuesta a antimuscarínicos nos orienta a pensar en un cuadro de vejiga neurogénica. Debemos tener en cuenta que ambos trastornos pueden coexistir (Gallo Vallejo, Díaz López, & Carmona Salgado, 2007) (Golda, Nadeau, Nickel, & Cox, 2016) (Hanno, Burks, & Clemens, 2011).

- **Otras manifestaciones incluyen:** vaginitis, infecciones del tracto urinario, trastornos gástricos e intestinales, migraña, dispareunia, entre otras. Los síntomas se agravan durante la ovulación, la menstruación, estrés físico o emocional, durante o postcoito, en algunos casos interfiere con el sueño, el trabajo, las actividades de la vida diaria (Carvajal Raventos, 2011).

Examen físico (A todos los pacientes, Grado C, nivel de 4 de evidencia):
El examen físico debe incluir un examen abdominal y pélvico exhaustivo, con un enfoque especial en la investigación de masas, distensión de la vejiga, hernias y sensibilidad. Un examen neurológico y musculoesquelético pueden contribuir. (Golda, Nadeau, Nickel, & Cox, 2016)

Otros hallazgos en el examen físico como la presencia de sensibilidad suprapúbica y vesical. La sensibilidad puede ser provocada en el hombre al palpar el perineo, mientras que en la mujer está presente palpando la pared vaginal anterior a lo largo de la uretra hacia el cuello de la vejiga, provocando dolor. Es de suma importancia la palpación de los músculos elevadores (en ambos sexos) en busca de sensibilidad, espasmos, puntos dolorosos. En hombres es mandatorio realizar un tacto rectal, para determinar las características de la próstata, sensibilidad de los músculos de la próstata y del piso pélvico prostático. El examen pélvico femenino sirve para detectar vaginitis, cambios atróficos, prolapso, patología cervical masas anexiales y sensibilidad (Golda, Nadeau, Nickel, & Cox, 2016).

Diagnóstico diferencial: Para realizar el diagnóstico deferencial de esta compleja patología, debemos evaluar las estructuras presentes en la pelvis (aparato genital, urológico y digestivo). De esta manera se deberá realizar en diagnóstico diferencial con cuadros que originen dolor pélvico crónico (Gallo Vallejo, Díaz López, & Carmona Salgado, 2007).

Procesos Ginecológicos:
- **Dolor Ginecológico Cíclico:** dismenorrea, endometriosis, síndrome premenstrual, síntoma intermenstrual.
- **Dolor Ginecológico no Cíclico:** enfermedad pélvica inflamatoria, síndromes congestivos, cuadros que originas dispareunia (vulvovaginitis, distrofia vulvar, divertículos uretrales, etc.) (Gallo Vallejo, Díaz López, & Carmona Salgado, 2007)
- **Procesos Gastrointestinales:** Síndrome de colon irritable, enfermedad inflamatoria intestinal, diverticulosis, etc. (Gallo Vallejo, Díaz López, & Carmona Salgado, 2007).
- **Causas Urológicas:** Síndrome uretral crónico, vejiga irritable, cistitis común, etc. (Gallo Vallejo, Díaz López, & Carmona Salgado, 2007).

- **Causas musculoesqueléticas:** fibromialgias, miositis, traumatismos, etc. (Gallo Vallejo, Díaz López, & Carmona Salgado, 2007).

Exámenes Complementarios:

- **Pruebas de laboratorio:** Examen de orina, cultivo de orina (Recomendado a todos los pacientes, Grado C, nivel de 4 de evidencia), citología (Opcional, cuando esté indicado, Grado C, nivel de 4 de evidencia) La tirilla reactiva de orina es un examen elemental para la evaluación de cistitis intersticial, podemos detectar la presencia de glucosa, leucocitos, hematuria, nitritos. Aún en ausencia de leucocitosis, no se descarta cistitis intersticial. Si se identifican signos de infección del tracto urinario, se solicita un cultivo. La presencia de hematuria es un indicador para realizar una citología urinaria. La hematuria se ha aislado en el 41% de los pacientes con cistitis intersticial (Golda, Nadeau, Nickel, & Cox, 2016).

- -Exámenes de imagen (Opcional, pacientes seleccionados, Grado C, Nivel 4 de evidencia) La ecografía abdominal o pélvica y otros estudios de imagen se deben emplear únicamente para descartar otras causas de patología. Complementar los estudios de imagen es mandatorio en pacientes con hematuria microscópica o macroscópica (Gómez Muñoz, González Enguita, & Vela Navarrete, 2007).

- **Cistoscopia (Recomendado, todos los pacientes, Grado 3, Nivel 3 de evidencia):** La cistoscopia puede ser normal en la mayor parte de los pacientes. La presencia de lesiones de Hunner se relacionan con la presencia de síntomas más severos y disminución urodinámica y anestésica. Los hallazgos clásicos de hematuria y las glomerulaciones se identifican después de la realización de hidrodistensión bajo anestesia, aunque la presencia de glomerulaciones no son sensibles ni específicas para detectar la presencia de cistitis intersticial. De tal manera solo cuando se asocia con los criterios de dolor acompañado de polaquiuria su hallazgo puede considerarse significativo (Hanno P. M., 2007) (Golda, Nadeau, Nickel, & Cox, 2016).

La cistoscopía debería ser utilizada como una herramienta para descartar cáncer de vejiga/carcinoma en situ. Este examen puede ser opcional en pacientes jóvenes que presenta síntomas de cistitis intersticial y que no presenten factores de riesgo para cáncer de vejiga u otras afectaciones pélvicas (Golda, Nadeau, Nickel, & Cox, 2016).

- **Test de sensibilidad al potasio (No recomendado, Grado C, Nivel 3 de evidencia):** Detecta la presencia de una disfunción del epitelio vesical usando cloruro de potasio como irritante. Si se infunde cloruro de potasio en una vejiga sana, no inducirá ningún síntoma, mientras que una vejiga que presente alteración en la permeabilidad epitelial, el potasio de difunde a través de las células transicionales y despolarizará las terminales nerviosas sensitivas, dando como resultado dolor y frecuencia miccional (Gallo Vallejo, Díaz López, & Carmona Salgado, 2007). Se utiliza una escala de dolor de 1 a 5 puntos, en este contexto se considera positivo con una puntuación de al menos 2 puntos (Carvajal Raventos, 2011). Se encontró que la sensibilidad y especificidad de esta prueba (69.5% -50%) es muy pobre y no se correlacionó con los hallazgos cistoscópicos ni con la capacidad de la vejiga en la urodinamia, por lo tanto, esta prueba no se recomienda como evaluación estándar para cistitis intersticial (Golda, Nadeau, Nickel, & Cox, 2016).

- **Prueba de provocación anestésica intravesical (Opcional, pacientes seleccionados, Grado C, Nivel 3 de evidencia):** Prueba de provocación anestésica, se infunde 10-20 ml de una mezcla anestésica (200 mg de lidocaína mezclada con 8.4% de bicarbonato de sodio) en una vejiga vacía, se mantiene durante 10-15 minutos y luego se drena con un catéter. Esta prueba puede ser realizada posterior a la cistoscopia proporcionando alivio para el paciente, además de ser de utilizar para el diagnóstico y para guiar hacia las futuras opciones terapéuticas (Golda, Nadeau, Nickel, & Cox, 2016).

- **Hidrodistensión (Opcional, pacientes seleccionados, Grado C, Nivel 3 de evidencia):** La hidrodistensión bajo anestesia general nos permite realizar una estratificación en aquellos pacientes con enfermedad clásica asociado con úlceras y glomerulaciones de aquellos que no presentan anomalías evidentes. Esta técnica se realiza bajo anestesia general o regional, involucra el llenado por gravedad de la vejiga en 70-100cm H2O por un período mínimo de tiempo de dos minutos. La máxima capacidad anestésica es determinada mediante el flujo que retrocede en la cámara de goteo o la fuga que ocurre por la uretra a pesar de la compresión contra el cistoscopio. Mientras más severamente se reduce la capacidad anestésica de la vejiga (<400 ml) se correlaciona con dolor. Más del 50% de los pacientes con cistitis intersticial muestran capacidades mayores de 800 ml. La presencia de hematuria terminal al drenar el líquido de infusión y la aparición de glomerulaciones son característicos de cistitis intersticial (Golda, Nadeau, Nickel, & Cox, 2016).

- **Urodinamia (No recomendada en la evaluación de rutina, Grado C, nivel 3 de evidencia):** La cistometría es una prueba de utilidad, ya que si es normal se descarta una cistitis intersticial en la mayor parte de los casos, con volúmenes inferiores a 150 ml de agua los pacientes presentan urgencia miccional (Gallo Vallejo, Díaz López, & Carmona Salgado, 2007).

De acuerdo con los criterios de NIDDK, el hallazgo de una capacidad > de 350 ml y primera urgencia miccional con un volumen de > 150 ml o la presencia de hiperactividad de los músculos detrusor es excluyente para el diagnóstico clásico de cistitis intersticial (Golda, Nadeau, Nickel, & Cox, 2016)

- **Biopsia de vejiga (No recomendada en la evaluación de rutina, Grado C, nivel 3 de evidencia):** No hay características específicas en la biopsia de vejiga para el diagnóstico de cistitis intersticial. Podemos encontrar hallazgos relacionados con inflamación crónica no específica, relacionada con otras patologías (Golda, Nadeau, Nickel, & Cox, 2016). Una de sus principales indicaciones de realización es para descartar el carcinoma in situ urotelial, (Gómez Muñoz, González Enguita, & Vela Navarrete, 2007) además, puede confirmar la presencia de mastocitosis vesical (Carvajal Raventos, 2011).

- Escalas de síntomas clínicos (Recomendado, todos los pacientes, Grado C, nivel 3 de evidencia): Las escalas de síntomas clínicos son útiles para establecer la gravedad de los síntomas y para la evaluación de la respuesta a la intervención terapéutica.

Existen cuestionarios sobre síntomas, los cuales incluyen:
El índice de síntomas de cistitis intersticial, el índice de problemas de cistitis, la escala de la Universidad de Wisconsin, la escala de urgencia miccional/ polaquiuria y dolor pelviano (puntaje PUF), escala de cistitis (escala UW-IC) y puntaje de síntomas de dolor de vejiga (BPIC-SS) (Golda, Nadeau, Nickel, & Cox, 2016).

El puntaje PUF tiene elementos adicionales relacionados con la pelvis, dolor y dispereunia. La escala UW-IC es una escala validada y completa, pero no se ha empleado en la práctica clínica. Los índices de O′ Leary Sant consisten en cuatro ítems basado en urgencia, frecuencia, nicturia y dolor durante el último mes (Hanno P. M., 2007) (Golda, Nadeau, Nickel, & Cox, 2016).

Tratamiento
Educación del paciente (Recomendado en todos los pacientes, Grado A) y modificaciones en la dieta (Recomendado en todos los pacientes, Grado B): El tratamiento debe incluir evitar los potenciales desencadenantes como: el tabaco, el alcohol, alimentos ricos en potasio, chocolate, cafeína, refrescos, comida con condimentos (Shenot & Kimmel, 2018) (Carvajal Raventos, 2011). Existen otras medidas como compresas de calor o frío, ejercicios del piso pélvico y disminución de estrés psicológico (Marcu, Campian, & Tu, 2018).

Entrenamiento de la vejiga (RECOMENDADO en pacientes motivados, Grado B): Se puede iniciar con otras intervenciones del estilo de vida. Tiene como objetivo disminuir la frecuencia miccional, incrementar la capacidad de la vejiga y reducir la necesidad de evacuar en respuesta a urgencia o dolor. La micción programada implica orinar a períodos regulares que ignoran el impulso de vaciar, con lo cual se instruye a los pacientes a retardar la micción (Golda, Nadeau, Nickel, & Cox, 2016).

Técnicas del manejo del estrés y apoyo psicológico (Recomendado en

pacientes con estrés o disfunción psicológica, Grado B): El estrés es uno de los factores desencadenantes más importantes de la cistitis intersticial. La disminución del estrés ayuda a reducir los síntomas graves y se considera una medida preventiva en pacientes en remisión (Bosch & Bosch, 2014).

Fisioterapia y masaje (Recomendado para pacientes con disfunción del piso pélvico, Grado A): En pacientes con disfunción de los músculos del piso pélvico, las técnicas de terapia física incluyen: fisioterapia, liberación de puntos gatillo miofasciales o masaje intravaginal (Golda, Nadeau, Nickel, & Cox, 2016).

Terapia Oral

- **Amitriptilina (Grado B):** para aumentar el umbral del dolor, debido a que el dolor es el peor de los síntomas de la cistitis intersticial. Se utilizará una dosis de 25 mg/día a la hora de acostarse y luego se 1-2 meses puede incrementarse a 25 mg/día (Gallo Vallejo, Díaz López, & Carmona Salgado, 2007)

- **Antihistamínicos:** para contrarrestar los efectos de la histamina liberada por los mastocitos (Gallo Vallejo, Díaz López, & Carmona Salgado, 2007).

- **Cimetidina (Grado B):** una dosis de 400 mg vía oral dos veces al día, luego de que las terapias conservadoras han fallado (Golda, Nadeau, Nickel, & Cox, 2016).

- **Hidroxina (Opción para pacientes alérgicos, Grado C):** antagonista de los receptores H1, con la misma posología de la amitriptilina. Puede ser considerada como una opción cuando el tratamiento conservador no ha funcionado (Gallo Vallejo, Díaz López, & Carmona Salgado, 2007) (Golda, Nadeau, Nickel, & Cox, 2016).

- **Pentosanpolisulfato (Grado D):** Es un agente anticoagulante, con menos efectos adversos que los anticoagulantes que actúan sobre la vitamina K, mejora los síntomas de dolor, frecuencia, urgencia y nicturia hasta un 50%. Su dosis estándar es de 100 mg tres veces al día 1 hora antes de o 2 horas después de la comida (Golda, Nadeau, Nickel, & Cox, 2016) (Gallo Vallejo, Díaz López, & Carmona Salgado, 2007).

Ciclosporina A (en pacientes con inflamación, Grado C): puede ser empleada en pacientes que presenten lesiones de Hunner y en pacientes con cuadros graves de cistitis intersticial en quienes han fallado las otras opciones terapéuticas. Su dosis es de 1.5-2 mg/kg dos veces al día (Golda, Nadeau, Nickel, & Cox, 2016) (Gallo Vallejo, Díaz López, & Carmona Salgado, 2007).

Terapia Intravesical
- **Instilaciones intravesicales con dimetilsulfóxido (DMSO) (Recomendado en pacientes Grado B):** Gracias a su efecto analgésico, espasmolítico y antiinflamatorio. Se administra en dosis de 50 ml al 50% que se retiene en la vejiga 15- 30 minutos, a intervalos de 2-4 semanas. Teóricamente puede causar disolución del colágeno que podría conducir a una fibrosis si se emplea a largo plazo (Golda, Nadeau, Nickel, & Cox, 2016) (Gallo Vallejo, Díaz López, & Carmona Salgado, 2007).

- **Heparina (En pacientes seleccionados, Grado C):** Tiene efecto antiinflamatorio y antihistamínico, puede actuar reconstituyendo la capa de mucina del urotelio vesical. Puede instilarse por vía intravesical se puede utilizar mezclando 20 000 a 40 000 diluidos en 10 ml, durante 4 a 6 semanas y retenido durante 30 a 60 minutos (Golda, Nadeau, Nickel, & Cox, 2016) (Gallo Vallejo, Díaz López, & Carmona Salgado, 2007).

- **Acido hialurónico (Grado C):** Ayuda a recuperar la capa GAG de la vejiga defectuosa. Tiene un mejor efecto si se asocia con la condroitina (Golda, Nadeau, Nickel, & Cox, 2016).

- **Lidocaína (En pacientes seleccionados, Grado B):** La lidocaína intravesical se absorbe mejor cuando se alcaliniza con bicarbonato de sodio (Golda, Nadeau, Nickel, & Cox, 2016).

- **Hidroxicina (Grado C):** Es un antagonista de los receptores H1, bloquea la activación de los mastocitos (Marcu, Campian, & Tu, 2018). Se inicia a una dosis de 25 mg por día (Young & Finn, 2010) para disminuir la somnolencia y se va aumentando gradualmente, hasta llegar a una dosis de 50 mg/día. Tiene particular efecto en la mejoría de la nicturia, la frecuencia diurna y el dolor (Gómez Muñoz, González Enguita, & Vela Navarrete, 2007).

• **Hidrodistensión (Grado C):** La hidrodistensión de baja presión y corta duración es una opción de tratamiento en la cistitis intersticial (Golda, Nadeau, Nickel, & Cox, 2016).

Este procedimiento permite emular la enfermedad y darnos una idea de la capacidad que se debe alcanzar con el tratamiento conservador. Una capacidad bajo anestesia inferior a 200 ml nos puede indicar la alta probabilidad de fallo terapéutico (Hanno P. M., 2007).

• **Tratamiento de las lesiones de Hunner (Recomendado para pacientes con lesiones de Hunner identificadas):** Mediante fulguración presenta una mejoría en más del 90% de los pacientes.   (Marcu, Campian, & Tu, 2018).

Tratamiento Quirúrgico
Es una opción luego del fracaso de todos los intentos e tratamiento conservador (Hanno P. M., 2007), entre las opciones quirúrgicas podemos encontrar:
• **Neuromodulación sacra (Grado C):** Aún no está aprobada por la FDA pero la literatura respalda su efectividad en casos refractarios (Marcu, Campian, & Tu, 2018). Indicado en la urgencia y frecfrecuencia urinaria (Golda, Nadeau, Nickel, & Cox, 2016).

• **Cirugía radical (en pacientes con síntomas refractarios severos, Grado C):** Provoca mejoría en los síntomas urinarios, dolor y calidad de vida (Golda, Nadeau, Nickel, & Cox, 2016).

1.*Hanno, P. M., Burks, D. A., & Clemens, Q. J. (2011). AUA Guideline for the Diagnosis and Treatment of Interstitial Cystitis/Bladder Pain Syndrome. Obtenido de https://www.auajournals.org/doi/10.1016/j.juro.2011.03.064*

2.*Bosch, P. C., & Bosch, D. C. (2014). Treating Interstitial Cystitis/Bladder Pain Syndrome as a Chronic Disease. Rev Urol. , 83–87.*

3.*Carvajal Raventos, J. (2011). Cistitis intersticial (síndrome de vejiga dolorosa). Revista Médica de Costa Rica y Centroamérica, 83-86 .*

4.*Gallo Vallejo, J. L., Díaz López, M. A., & Carmona Salgado, M. A. (2007). Interstitial cystitis as a cause of chronic pelvis pain in gynecology. Elsevier, 152-163.*

5.*Golda, N., Nadeau, G., Nickel, C., & Cox, A. (2016). Diagnosis and treatment of interstitial cystitis/bladder pain syndrome. CUA guideline, 136-155.*

6.*Gómez Muñoz, J., González Enguita, C., & Vela Navarrete, R. (2007). Libro del Residente de Urología . Madrid : Asociación Española de Urología.*

7.*Hanno, P. M. (2007). Urologia Campbell-Walsh . Buenos Aires: Editorial Médica Panamericana.*

8.*Marcu, I., Campian, C. E., & Tu, F. F. (2018). Interstitial Cystitis/Bladder Pain Syndrome. Seminars in reproductive Medicine Journal, 123-135.*

9.*Osorio , F. E., & Laiz, D. (2018). Cistitis Intersticial o síndrome de dolor vesical. Revista Obstetrica Ginecologica, 11-14.*

10.*Shenot , P. J., & Kimmel, S. (Julio de 2018). Cistitis intersticial. Obtenido de https://www.msdmanuals.com/es-ec/professional/trastornos-urogenitales/ trastornos-de-la-micci%C3%B3n/cistitis-intersticial*

11.*Young, P., & Finn, B. C. (2010). CISTITIS INTERSTICIAL O VEJIGA DOLOROSA. UN DESAFIO PARA EL CLINICO. Medicina, 364-366.*

CAPÍTULO 9

INFECCIÓN DE VÍAS URINARIAS

Juan Pablo Jaramillo Quito

Introducción

Los procesos que se incluyen dentro del término "infecciones del tracto urinario" ITU comprenden una serie de entidades patológicas que afectan diferentes partes del sistema urinario, con características y un enfoque terapéutico muy diverso. Por ello la terminología utilizada debe ser lo más precisa posible.

Piuria: Presencia de leucocitos en la orina (indicativa en general de una respuesta inflamatoria del epitelio urinario a la invasión bacteriana).

Bacteriuria: Presencia de bacterias en orina. Puede deberse a una verdadera infección o a una contaminación de la muestra. Por eso es necesario precisar mejor la terminología. (Castiñeiras, 2007)

Epidemiología

La infección del tracto urinario consiste en la colonización y multiplicación microbiana, habitualmente bacteriana, las ITUs constituyen una de las infecciones extrahospitalarias más frecuentes, después de las infecciones del tracto respiratorio, por lo que su correcto diagnóstico y tratamiento en Urgencias es clave. Son más frecuentes en el sexo femenino: hasta un 50% de las mujeres pueden presentar una infección del tracto urinario a lo largo de su vida, relacionado con la actividad sexual, los embarazos y la edad. (González)

Bajo la definición de ITU existen diversos síndromes clínicos con diagnóstico y tratamiento variable en función del tipo de paciente y de la zona del tracto urinario afectada.

Las bacterias son los gérmenes que más frecuentemente causan ITUs, siendo el Escherichia Coli el principal agente identificado (70-85%), seguido de Staphylococcus saprophyticus (mujeres jóvenes), Klebsiella pneumoniae y Proteus mirabilis (niños varones). (Pablo Doménech, 2018)

Resistencia Bacteriana

Las opciones de tratamiento antibiótico en las ITU se han reducido debido a aumentos en las tasas de resistencia bacteriana, principalmente por la presencia de betalactamasas de espectro extendido (BLEE). En la actualidad, uno de los principales organismos BLEE positivo es la E. Coli productora de la enzima CTX-M-15, que se identificó en nuestro país por primera vez en el 2011 y que en este momento es uno de los principales uropatógenos identificados en la comunidad. Otros mecanismos implicados en la generación de resistencia son la transmisión de genes de forma vertical y horizontal (integrones, plásmidos y transposones). (Alvarez Villarraga, 2018)

Clasificación de la Infecciones Urinarias
De acuerdo a las manifestaciones clínicas predominantes se dividen en:
• Infección urinaria baja no complicada (cistitis)
• Pielonefritis no complicada.
• Infección urinaria complicada con o sin pielonefritis
• Urosepsis
• Uretritis
• Infección genital masculina (prostatitis, epididimitis y orquitis)

Y se aplican los criterios diagnósticos adoptados por la Sociedad Americana de Enfermedades infecciosas (IDSA por su siglas en inglés) y la Sociedad Europea de Microbiología Clínica y Enfermedades Infecciosas (ESCMID por sus siglas en inglés). (Ver tabla 1 a continuación) (Buitrago V.)

Tabla 1.

Categoría	Descripción	Características Clínicas	Laboratorio
1	Infección aguda no complicada en mujeres, cistitis en mujeres.	Disuria, urgencia, frecuencia, dolor suprapúbico, usencia de síntomas urinarios en las 4 semanas previas	≥ 10 leuc/ml $\geq 10^3$ ufc/ml
2	Pielonefritis Aguda no Complicada	Fiebre, escalofrío, dolor en el flanco; exclusión de otros diagnósticos; ausencia de historia o evidencia clínica de anormalidades urológicas (eco renal o radiografía)	≥ 10 leuc/ml $\geq 10^4$ ufc/ml

3	Infección urinaria complicada (sondados)	Cualquier combinación de síntomas de las categoría 1 y 2 anteriores; uno o más factores asociados con infección complicada	$\geq$ 10 leuc/ml $\geq$ 10^5 ufc/ml en mujeres $\geq$ 10^4 ufc/ml en hombres o en mujeres con sonda
4	Bacteriuria Asintomática	Ausencia de síntomas urinarios	$\geq$ 10 leuc/ml $\geq$ 10^4 ufc/ml en 2 muestras con 24 horas de diferencia
5	Infección Recurrente (profilaxis antimicrobiana)	Por lo menos 3 episodios de infección no complicada documentada por cultivo en el último año, aplica solo a mujeres, ausencia de anomalía estructural o funcional	< 10^3 ufc/ml

Infecciones Urinarias no Complicadas

Las IU no complicadas comprenden episodios de cistitis aguda y pielonefritis en personas sanas. Este tipo de infecciones son las que observamos en mujeres sin anomalías funcionales ni estructurales en las vías urinarias, nefropatías ni comorbilidad.

El espectro etiológico es similar en IU superiores e inferiores no complicadas, siendo E. coli el patógeno causal en la mayoría de los casos (70-95%). Staphylococcus saprophyticus se aísla en el 5-10% de los casos y a veces se pueden observar otras enterobacterias como Proteus mirabilis y el género Klebsiella.

Cistitis Aguda no Complicada

Es la expresión más frecuente de la infección del tracto urinario inferior y se caracteriza por la aparición del síndrome miccional: disuria + tenesmo + poliaquiuria. Se suele acompañar de hematuria, molestias o dolor suprapúbico y, más raramente, febrícula.

Diagnóstico

El diagnóstico de una ITU descansa fundamentalmente en tres pilares:

Anamnesis y Examen Clínico
Clínico:
La sintomatología urinaria baja (disuria, frecuencia y urgencia) tiene una alta aproximación diagnóstica y debe estar asociada a ausencia de flujo vaginal o irritación y a cualquier otro factor de riesgo para infección complicada. (Buitrago V.)

La mayoría de los pacientes con sospecha de ITU pueden ser evaluados y tratados en el medio extra extrahospitalario. En la historia clínica se estudiarán con especial detalle episodios previos de ITU, enfermedad renal preexistente, historia de cirugía o manipulación urológica reciente, presencia de catéter urinario, embarazo, enfermedades o condiciones que predispongan a un aumento de frecuencia o gravedad de una ITU (diabetes, inmunosupresión, enfermedad neurológica, trasplante renal) y, en el caso de varones, patología prostática asociada. Importante es también recoger información sobre exposición previa a antimicrobianos, dado que pueden alterar la flora endógena e influenciar la selección empírica del antibiótico (Gobernador M, 1990)

Diagnóstico de Laboratorio:
• Análisis de Sangre:
En la evaluación inicial de una pielonefritis aguda está indicada la realización de una analítica general básica que incluya un hemograma con determinación de la fórmula leucocitaria, glucemia, ionograma y pruebas de función renal y hepática.

• Análisis de Orina:
Previa higiene se desechará la primera parte de la micción, así como la última. Analizándose entonces la fracción media de la misma.
   • Sedimento de orina: detección de piuria, hematuria, pH urinario y nitritos (+).
   • Urocultivo:

   • Estudio Cuantitativo:
Puede considerarse positivo si > 1.000 UFC/ml en cistitis aguda y si es >10.000 UFC/ml en el caso de la pielonefritis femenina. Para el resto de

casos se considerará positivo un recuento >100.000 UFC/ml. En el caso específico de la prostatitis se puede realizar un urocultivo fraccionado, que se basa en obtención por separado de cultivos procedentes de fracción inicial de la orina, fracción media de la orina, secreción procedente de la glándula tras masaje prostático, fracción de orina postmasaje y cultivo del semen.

• Estudio Cualitativo:
Para identificar la bacteria causante del cuadro y su sensibilidad mediante antibiograma.
•Tinción de gram de orina: Para determinar si la flora implicada es grampositiva.

• Del exudado: en el caso de sospecha de uretritis.

• Pruebas de Imagen
Pueden ser de utilidad en algunos casos.
• *Radiografía simple:* Sospecha de urolitiasis o en caso de PN aguda en diabéticos pues permite descartar la existencia de gas (pielonefritis enfisematosa).
• *Ecografía abdominal:* En caso de shock séptico, IRA, dolor cólico, hematuria franca o persistencia de fiebre al tercer día de tratamiento antibiótico activo frente al microorganismo aislado.
• *UIV:* Esta prueba, junto a la cistografía retrógrada, permite descartar anomalías urológicas responsables de la infección, especialmente las que cursan con retención postmiccional o reflujo vesicoureteral.
• *TAC abdominal:* Útil en casos de pielonefritis para descartar presencia de complicaciones como abscesos perinéfricos y áreas de nefritis focal aguda.
•*Ecografía transrectal:* En sospecha de prostatitis, para objetivar dilataciones seminales, litiasis y/o abscesos intraprostáticos.
• *Cistoscopia:* sólo en el caso de cistitis febriles de repetición. (Castiñeiras, 2007)

El diagnóstico de cistitis no complicada puede realizarse con una clínica compatible, siendo una tira reactiva una alternativa razonable para el diagnóstico de laboratorio. No está indicada la realización de urocultivo de rutina, aconsejándose solo en los siguientes casos:

• Sospecha de pielonefritis aguda.
• Síntomas que no mejoran o que reaparecen en las 2-4 semanas posteriores a la finalización del tratamiento.
• Mujeres con síntomas atípicos.

Tratamiento

La elección de un antibiótico como tratamiento empírico debe estar basada en los patrones de sensibilidad del área, la eficacia, tolerabilidad y efectos adversos, así como del coste y la disponibilidad. En España existen altas tasas de resistencia de E. coli a ciprofloxacino, cotrimoxazol, amoxicilina y ampicilina, así como a las cefalosporinas de primera generación.

a) Elección: Fosfomicina trometamol (monodosis de 3 gramos), que es eficaz incluso en cepas productoras de b-lactamasa de espectro extendido (BLEE).

b) Alternativas:
• Nitrofurantoína, sobre todo si existe sospecha de infección por S. saprophyticus, donde fosfomicina no es activa.
• Quinolonas, amoxicilina-clavulánico o cefalosporinas de segunda generación.

Tratamientos sugeridos de Cistitis	Duración del tratamiento	LE	GR
Fosfomicina	1 día	1	A
Cefalosporina de 1 generación	3 días	1b	B
Nitrofurantoína	5 días	1	A
Trimetropin Sulfa	3 días	1b	B

• **Consideraciones:**
  • Se ha demostrado que la utilización frecuente de las fluoroquinolonas se correlaciona con un aumento en las resistencias a estos antibióticos y son un factor de riesgo para infecciones por Staphylococcus aureus meticilin-resistente (SARM).

- Antimicrobianos como los que tienen capacidad anaerobicida (por ejemplo, amoxicilina-clavulánico) pueden favorecer la aparición posterior de recurrencias debido al desequilibrio ecológico que producen en la flora vaginal.

- Las cefalosporinas de amplio espectro favorecen la colonización por enterobacterias productoras de BLEE, enterococos e incluso la infección por Clostridium difficile.

Pielonefritis Aguda (PNA) No Complicada

Infección del parénquima renal y/o sistema pielocalicial; se caracteriza por presencia de fiebre y escalofríos asociados a dolor y/o puño percusión renal positiva, habitualmente acompañados o precedidos por síndrome miccional y con menor frecuencia nauseas o vómitos. El infarto renal puede cursar con la misma clínica, por lo que una definición más rigurosa sería el síndrome clínico anteriormente descrito junto con la detección de bacteriuria significativa.

Etiología

En general, en las pielonefritis no complicadas los agentes causales son los mismos que en la infección de vías bajas, salvo en determinados subgrupos de pacientes con factores de riesgo para otro tipo de microorganismos (Pseudomonas aeruginosa, Enterococcus, o Candida spp) o multirresistencias. Estos factores de riesgo son:

- Tratamiento antibiótico previo.
- Manipulación urológica reciente.
- Sonda uretral.
- Adquisición nosocomial (o relacionada con la asistencia sanitaria).

Diagnóstico

- Análisis de orina con detección de leucocitos, eritrocitos y nitratos.
- Urocultivo: se considera recuento significativo >105 UFC/ml.
- Pruebas de imagen: se recomienda la realización de ecografía para evaluación de la vía urinaria superior descartando obstrucción o litiasis.

Tratamiento

Los antibióticos utilizados en el tratamiento de la pielonefritis deben alcanzar concentraciones elevadas y mantenidas en vía urinaria, tejido renal y en suero, dado la posibilidad de bacteriemia. Es por esto que no está indicado el tratamiento con fosfomicina ni nitrofurantoína.

a) Pielonefritis no complicada leve-moderada:

En casos leves puede ser suficiente una pauta oral durante 10-14 días teniendo en cuenta las mismas consideraciones que en las cistitis.

- No se recomienda el uso de cotrimoxazol o amoxicilina-clavulánico hasta confirmar sensibilidad por antibiograma.

- En regiones con tasas elevadas de BLEE (>10%) se recomienda tratamiento empírico con aminoglucósidos o carbapenémicos hasta disponer de antibiograma.

b) Pielonefritis no complicada grave (síntomas sistémicos que impidan un tratamiento oral):

Pacientes con intolerancia a vía oral deben empezar tratamiento IV, con las mismas consideraciones anteriores en función de tasas de resistencias. Tras la mejoría inicial se puede plantear paso a vía oral.

En ambos casos, una vez conocido el antibiograma conviene dar preferencia a pautas con quinolonas por menor tasa de resistencias.

En general puede resumirse el abordaje en 3 situaciones.

b.1. PNA sin riesgo de microorganismos resistentes y sin criterios de ingreso:

Monodosis de cefalosporinas de 3ª generación o aminoglucósidos IV y observación durante 24h. Alta con cefalosporinas de 2 o 3ª generación o fluorquinolonas orales hasta completar 10-14 días.

b.2. PNA sin riesgo de microorganismos resistentes y con criterios de ingreso:

Cefalosporinas de 3ª generación o aminoglucósidos IV hasta efervescencia seguido de tratamiento oral según antibiograma hasta completar 10-14 días.

b.3. PNA con riesgo de infección por microorganismos resistentes:

Carbapenémico (ertapenem si sospecha de BLEE) o aminoglucósido antipseudomónico seguido de tratamiento oral según antibiograma hasta completar 10-14 días.

- **Consideraciones**:
  - Factores de riesgo para gérmenes resistentes: manipulación urológica reciente, sonda uretral permanente, tratamiento antibiótico previo, adquisición hospitalaria.
  - Factores de riesgo para BLEE: relación con la asistencia sanitaria, tratamiento en los meses previos con cefalosporinas de 2-3ª generación o quinolonas, infección urinaria recurrente.
  - Criterios de ingreso: clínica sugestiva de complicación local, patología de base, no estabilización tras 24h de observación y/o imposibilidad de cumplir tratamiento vía oral.

Infeccion Urinaria en Pacientes Sondados

Las complicaciones del sondaje de larga duración, además de la bacteriuria, incluyen la infección del tracto urinario inferior y superior, bacteriemia, episodios febriles frecuentes, obstrucción de la sonda, formación de cálculos vesicales y renales asociados a la producción de ureasa por parte de los uropatógenos, formación de fístulas, incontinencia y cáncer vesical.

Etiología

El espectro de organismos que causan IU relacionada con la cateterización uretral es relativamente similar en los pacientes ingresados en hospitales de agudos y en aquellos sometidos a cateterización prolongada en la comunidad o en centros de larga estancia.

Si bien la prevalencia entre los distintos estudios varía, E. coli continúa siendo la especie más frecuente, aunque no suele superar el 35-40%. Klebsiella spp, Proteus mirabilis y Enterobacter pueden suponer otro 15-20% y el resto de enterobacterias (Providencia spp, Citrobacter, Serratia marcescens) en torno al 10%. Los enterococos (sobre todo E. faecalis pero con una representación creciente de E. faecium) suponen entre un 10% y un 20% y P. aeruginosa alrededor del 10-15%. Menos frecuentes son otros bacilos gramnegativos no fermentadores como Acinetobacter baumannii (< 5%), los estafilococos coagulasa negativa (_2%-10%) y otros cocos grampositivos incluido S. aureus (_2-5%). La frecuencia de candiduria debida a C. albicans y otras especies oscila entre el 3% y el 20%, y es especialmente frecuente en el paciente hospitalizado, sobre todo en el atendido en unidades de cuidado intensivo, aunque la incidencia de infección invasiva por Candida no supera el 4%.

Diagnóstico

La presencia de piuria y bacteriuria son tan frecuentes en los pacientes cateterizados que carecen de valor predictivo de infección clínica. No obstante, la piuria intensa o macroscópica y la hematuria franca de causa no aparente son sugestivas de infección en el contexto apropiado.

La elevada incidencia de infección por cocos grampositivos (sobre todo enterococos) puede justificar, cuanto menos en los pacientes que se consideren tributarios de tratamiento oral, la práctica de un Gram de orina.

Prevención

1. Evaluación de la necesidad de catéter y retirada precoz.
2. Inserción y cuidado del catéter: El empleo de sistemas de drenaje complicados, la desinfección diaria del meato uretral, la irrigación de la vejiga con antibióticos o antisépticos o la adición de estos últimos a la bolsa recolectora no han demostrado ser eficaces.
3. Uso se catéteres recubiertos de antiséptico o antibióticos: ninguno de los catéteres recubiertos de antimicrobianos han demostrado reducir la incidencia de infección urinaria sintomática, por lo que no es posible recomendar su uso generalizado para la cateterización uretral transitoria.

Antibióticos sistémicos: Varios estudios han indicado que la administración de antibióticos sistémicos o de hipurato de metenamina (un antiséptico urinario) reduce la incidencia de bacteriuria e infección clínica durante los primeros 5 a 14 días de cateterización. Las infecciones observadas en pacientes que han recibido profilaxis son, obviamente, a menudo debidas a microorganismos resistentes al antibiótico utilizado. A pesar de esta evidencia, el riesgo de seleccionar microorganismos resistentes, el hecho de que la mayoría de las bacteriurias asociadas al catéter son asintomáticas y la posibilidad de producir efectos adversos, aconsejan restringir la administración profiláctica de antibióticos a los pacientes con un riesgo elevado de desarrollar infección sintomática u otras complicaciones de la bacteriuria:

- Pacientes sometidos a intervenciones del tracto genitourinario.
- Mujeres embarazadas.
- Enfermos neutropénicos o con inmunodepresión grave.
- Pacientes que han recibido un trasplante renal.
- Pacientes que padezcan obstrucción significativa del aparato urinario alto, reflujo vesicoureteral o sean portadores de un catéter ureteral. Aunque no existe acuerdo acerca de la conveniencia de administrar profilaxis a los pacientes sometidos a cateterización transitoria en el momento de la retirada del catéter, esta práctica podría considerarse en mujeres o cuando el periodo de cateterización es relativamente prolongado (≥5 días).

Tratamiento

Solo se deberían tratar las IU sintomáticas en pacientes sondados. El tratamiento empírico inicial debe ser de amplio espectro y ha de tener en cuenta el estado general del paciente, los patógenos más frecuentemente implicados (a nivel comunitario u hospitalario), el uso previo de antimicrobianos, los antecedentes de colonización infección del paciente por microorganismos resistentes y los patrones de sensibilidad locales.

a) Cistitis: se debe sustituir o retirar la sonda, obtener una muestra para urocultivo y el tratamiento se diferirá hasta disponer del antibiograma. Si la antibioterapia no puede demorarse:

- *Elección:* Fosfomicina (dos dosis de 3 g separadas 72 horas) por su actividad frente a E. Coli y a enterobacterias productoras de BLEE, así como frente a un considerable porcentaje de P. aeruginosa o Gram positivos.

- *Alternativa:* Amoxicilina-clavulánico (500/125 mg/8h) en aquellas situaciones en las que no exista riesgo de infección por Pseudomonas spp ni uso previo de antibioterapia.

b) Pielonefritis: tras la sustitución o retirada de sonda y la obtención de muestra para urocultivo, se propone iniciar antibioterapia empírica por vía parenteral que ofrezca cobertura frente a enterobacterias (productoras de BLEE incluidas), Pseudomonas spp y enterococo.

- Elección: Piperacilina- tazobactam, Cefepime o Ceftazidima.
- Si alto riesgo de patógenos multirresistentes: Imipenem.
- En caso de shock séptico: añadir Amikacina 15 mg/Kg/día.
- Si se observan cocos grampositivos: Ampicilina 1g/6h u otro fármaco activo frente a enterococo.
- Alergia a b-lactámicos: Aztreonam (3-6 g/día) asociado a vancomicina o linezolid si existe riesgo de Enterococcus spp.

No se deben usar de forma empírica quinolonas por la elevada tasa de resistencias de E.coli ni amoxicilina-clavulánico por carecer de actividad anti-Pseudomonas.

Bacteriuria Asintomática
El término bacteriuria asintomática (BA) hace referencia a la existencia de bacterias en el tracto urinario, en un recuento significativo (105 UFC/ml) para una muestra de orina correctamente recogida, en una persona asintomática.

En mujeres es necesario que se produzca este aislamiento en dos muestras consecutivas, mientras que en el hombre es suficiente con una única muestra. Si la muestra es obtenida por sondaje vesical, se consideran diagnósticos valores superiores a 102 UFC/ml; mientras que si la muestra se obtiene por punción suprapúbica, cualquier recuento seria significativo.

La prevalencia de BA varía según la edad, el sexo y la presencia o no de anomalías genitourinarias. En la mujer sana la detección de BA aumenta desde el 1% en niñas en edad escolar hasta el 20% en mujeres >80 años que viven en la comunidad; otros factores que se correlacionan con la prevalencia de BA son la actividad sexual, la diabetes mellitus y el embarazo. En niños y en varón joven, la BA es poco frecuente, pero su incidencia aumenta a partir de los 50 años en relación con la obstrucción causada por la patología prostática. En el paciente portador de sonda urinaria, la adquisición de BA se establece entre 2-7% por día; y en los pacientes con sondaje permanente, la prevalencia es prácticamente del 100%.

La detección y tratamiento de la BA estaría indicada en aquellos casos en los que ésta se asocia a efectos adversos a corto o largo plazo, potencialmente evitables con tratamiento antibiótico; como contrapartida, el tratamiento de forma indiscriminada de todas las BA puede asociarse a efectos indeseables como aparición de resistencias, además del coste económico que esto supondría. Es por tanto importante definir qué tipo de pacientes se beneficiarían del tratamiento, y es en estos grupos donde se debería realizar detección sistemática. Actualmente se recomienda en:

- El embarazo: ha reducido el riesgo de pielonefritis y la incidencia de bajo peso al nacer.
- En los pacientes que vayan a ser sometidos a una resección prostática u otra intervención urológica que suponga sangrado de la mucosa.

No hay suficiente evidencia científica que apoye el tratamiento de la BA en los pacientes que deben ser sometidos a cirugía ortopédica de cadera o fusión espinal de segmentos lumbares, pero los uropatógenos no son infrecuentes como causa de infección en el postoperatorio, con las consecuencias que ello conlleva. Por ello, la detección de un urinoanálisis patológico obligaría a la práctica de un urocultivo y en caso de detectar >105UFC/ml se recomienda el tratamiento antibiótico de la BA antes de que el paciente sea sometido al procedimiento quirúrgico.

En general, la BA no debe ser tratada en pacientes sondados ya que no ha demostrado eficacia y solamente favorecería la aparición de resistencias.

Respecto a la candiduria asintomática, el tratamiento se reserva para los pacientes con riesgo de enfermedad diseminada (neutropénicos, trasplantados o pacientes con manipulaciones urológicas).

Tratamiento

El tratamiento de elección en aquellos pacientes en que esté indicado es Fosfomicina trometamol 3g dosis única.

En infecciones fúngicas, para la mayoría de los casos suele ser suficiente con la retirada o el recambio del catéter. En pacientes trasplantados, se administrará fluconazol 200 mg/día oral durante 7-14 días y se retirará la sonda urinaria en su caso. Como alternativa, si existe resistencia a azoles, se administrará anfotericina B lipídica a dosis de 5 mg/Kg/día durante 7 días.

Bacteriuria asintomática en niños

Actualmente se cree que en la mayoría de los casos, la BA se resuelve espontáneamente sin causar afectación renal, disminución del filtrados glomerular o alteración del crecimiento renal. En 2012 se publicó un metaanálisis que concluye que no hay evidencia suficiente para determinar los riesgos y beneficios del tratamiento de BA en estos pacientes, y que es poco probable que el tratamiento antibiótico beneficie a estos niños.

Infecciones Urinarias Recurrentes

Las infecciones urinarias recurrentes (IUR) se definen como al menos 3 episodios de IU en los últimos 12 meses o 2 episodios en los últimos 6 meses.

Las recidivas representan el 20% de las recurrencias, se presentan generalmente en las primeras 2 semanas tras la aparente curación de la IU y son debidas a la persistencia de la cepa original en el foco de infección, bien por un tratamiento antibiótico inadecuado o demasiado corto, bien a la existencia de una anomalía genitourinaria o el acantonamiento del microorganismo en un lugar inaccesible al antibiótico.

Las reinfecciones representan el 80% de las IUR y son nuevas IU causadas por cepas diferentes. Suelen producirse más tardíamente que las recidivas (en general más de 2 semanas tras la IU inicial). También se considera como reinfección cuando entre las dos IU se documenta un urocultivo estéril.

1.Alvarez Villarraga, J. D. (2018). *Guía de práctica clínica de infección de vías urinarias en el adulto. Guía de práctica clínica de infección de vías urinarias en el adulto, Vol. 27(No. 2), 2018, 126–131. (B. Publicado por Thieme Revinter Publicações Ltda. Rio de Janeiro, Ed.) Colombia: Revista Urología Colombiana / Colombian Urology Journal .*

2.Buitrago V., C. A. (s.f.). *NEFROLOGÍA BÁSICA 2. INFECCION DEL TRACTO URINARIO(Capítulo 41), 403-413.*

3.Castiñeiras, F. J. (2007). *Libro del residente de Urología. Infecciones del tracto urinario(Capítulo 34). Madrid, España: Asociación Española de Urología (AEU). doi:978-84-690-6045-2*

4.Gobernador M, J. C. (1990). *Etiología y Diagnóstico de la Infección Urinaria. Infecciones bacterianas extra-hospitalarias. Madrid, España: Elba.*

5.González, M. E. (s.f.). *Nefrología al día. Infecciones del tracto urinario(Capítulo 5).*

6.Pablo Doménech, F. D.-C. (Septiembre de 2018). *INFECCIONES DEL TRACTO URINARIO. Guias de actuación en Urgencias. Navarra.*

CAPÍTULO 10

UROLITIASIS

Karina Elizabeth Pacheco Romero

Introducción

La nefrolitiasis es una condición en la cual los cálculos renales, formados por cristales que precipitan de la orina, se desarrollan dentro del tracto urinario cuando la concentración urinaria de sustancias formadoras de cristales es alta o la de las sustancias que inhiben la formación de cálculos es baja.

Aproximadamente el 80% de los adultos con cálculos renales tienen cálculos que consisten principalmente en oxalato de calcio, fosfato de calcio o ambos. Otros cálculos consisten en estruvita, ácido úrico o cistina.

Patología

Los cálculos renales son depósitos minerales cristalinos que se forman en el riñón, el riesgo de recurrencia depende de la enfermedad o trastorno que causa la formación de cálculos, pero puede ser de hasta 40% en adultos con cálculos de calcio idiopáticos.

La hipercalciuria es el precipitante metabólico subyacente más común. Otras causas incluyen hiperoxaluria, hiperuricosuria, hipocitraturia, cistinuria, bajo volumen urinario, infección del tracto urinario y medicamentos.

Historia

La historia natural de la urolitiasis incluye el riesgo de recurrencia y el desarrollo de enfermedad renal y / o ósea crónica, guarda relación con la presencia de antecedentes familiares y de factores de riesgo. Constituye la tercera patología urológica más frecuente, tras las infecciones y la patología prostática.

Epidemiología

La prevalencia de cálculos urinarios se estima en 5 por ciento en la población general, con una incidencia anual de hasta 1 por ciento. Los hombres tienen el doble de probabilidades que las mujeres de desarrollar cálculos, y el primer episodio ocurre a una edad promedio de 30 años.

Las mujeres tienen una edad de inicio bimodal, con episodios que alcanzan su punto máximo a los 35 y 55 años. Sin tratamiento preventivo, la tasa de recurrencia de los cálculos de oxalato de calcio aumenta con el tiempo y alcanza el 50 por ciento a los 10 años.

La prevalencia de por vida de la nefrolitiasis es del 13% para los hombres y del 7% para las mujeres, con una tasa de recurrencia de 5 años después de un evento inicial del 35% al 50% sin tratamiento.

La prevalencia es superior en la población de raza blanca e inferior en la de raza negra, mientras que en los hispanos y los asiáticos la prevalencia es intermedia.

Fisiopatología

Los cálculos renales son depósitos minerales cristalinos que se forman en el riñón, se desarrollan a partir de cristales microscópicos en el asa de Henle, el túbulo distal o el conducto colector, y pueden agrandarse para formar fragmentos visibles.

El proceso de formación de cálculos depende del volumen urinario; concentraciones de iones de calcio, fosfato, oxalato, sodio y ácido úrico; concentraciones de inhibidores de cálculo natural (citrato, magnesio, mucoproteínas) y pH urinario.

Los altos niveles de iones, el bajo volumen urinario, el bajo pH y los bajos niveles de citrato favorecen la formación de cálculos.

Factores de Riesgo

Tabla 1. Factores de Riesgo para desarrollo de Urolitiasis

Factores de Riesgo	**Mecanismos**
Enfermedad intestinal	Promueve el bajo volumen de orina; la orina ácida agota el citrato disponible; hiperoxaluria
Exceso de carne en la dieta (incluidas las aves de corral)	Crea un medio urinario ácido, agota el citrato disponible; promueve la hiperuricosuria
Exceso de oxalato en la dieta	Promueve la hiperoxaluria.
Exceso de sodio en la dieta	Promueve la hipercalciuria.
Historia familiar	Predisposición genética

Resistencia a la insulina	Mal manejo de amoniaco; altera el pH de la orina
Gota	Promueve la hiperuricosuria.
Bajo volumen de orina	Permite que los componentes de piedra sobresaturados
Obesidad	Puede promover hipercalciuria; otros resultados similares al exceso de carne en la dieta
Hiperparatiroidismo primario	Crea hipercalciuria persistente.
Inmovilización prolongada	El recambio óseo crea hipercalciuria

Fuente: Centro Médico Universidad de Kansas

Diagnóstico Clínico

Generalmente la clínica típica de presentación del cólico nefrítico consiste en: dolor paroxístico agitante, de intensidad creciente, intermitente, de localización en fosa lumbar irradiándose a la región inguinal homolateral, cara interna de los muslos, testículo en el varón y vulva en la mujer. Los pacientes afectados con dolor de origen renal se mueven con ansiedad, sujetándose el flanco, y no pueden permanecer en decúbito.

El dolor aparece, con más frecuencia, durante la noche o en las primeras horas de la mañana y sobre todo en adultos a partir de 30-40 años.

La duración varía de minutos a horas siendo normal su recurrencia en días posteriores hasta la expulsión del cálculo.

Cuando el cálculo está próximo a la vejiga aparecen síntomas miccionales irritativos, urgencia, polaquiuria y disuria.

Cuadro vegetativo: taquicardia, hipertensión, diaforesis fría, náuseas y vómitos. Por irritación local.

Podemos encontrarnos con formas atípicas de presentación del cólico nefrítico:

- Forma hematúrica
- Forma bilateral.
- Forma anúrica (agenesia u obstrucción previa contralateral)
- Forma con manifestaciones lipotimia, sincope. Suele relacionarse con septicemia.
- Forma con dolor atípico. Generalmente asociada a riñones ectópicos.

Diagnóstico Diferencial

Hasta el 50% de los pacientes que consultan por dolor en el flanco no tendrán litiasis, y un 27% de ellos tendrán diagnósticos alternativos relevantes.

Conviene recordar, que en un 5-10% de los casos la obstrucción ureteral que produce el dolor cólico no es debida a cálculos, sino a otras patologías que ocasionan obstrucciones tanto intrínsecas como extrínsecas de la vía:

Obstrucciones ureterales intraluminales: presencia de coágulos por tumoraciones renales o por necrosis papilar, neoplasias uroteliales, fragmentos de granulomas tuberculosos o estenosis ureterales.

Obstrucciones ureterales extrínsecas por: enfermedades intestinales (plastrón apendicular, enfermedad de Crohn), ginecológicas (masas anexiales, abscesos tubo-ováricos), retroperitoneales (fibrosis, linfomas, abscesos), vasculares (aneurismas aortoilíacos, uréter retrocavo) o complicaciones posquirúrgicas.

Renales: pielonefritis aguda (fiebre, antecedentes de síndrome miccional), embolia-infarto renal (antecedentes de fibrilación auricular, mayores de 60 años).

Genitales: torsión de cordón espermático, torsión de ovario, embarazo extrauterino, salpingitis, endometriosis, rotura folicular, quistes de ovario funcional.

Digestivas: apendicitis aguda, diverticulitis, colecistitis, pancreatitis aguda, síndrome de intestino irritable, isquemia mesentérica aguda.

Vasculares: disección o rotura de aorta abdominal.

Traumatológicas: lumbalgia, dolores costovertebrales.

Otras: herpes zoster.

Exploración Física
La percusión suave del lado afecto es positiva. El abdomen permanece blando y depresible, sin signos de peritonismo y con cierto timpanismo por íleo reflejo.

Debería realizarse una exploración genital completa: en el hombre, el testículo no es doloroso a la palpación.

En la mujer, el examen pélvico será normal. Conviene registrar las constantes vitales para descartar fiebre o hipotensión, que orientarían a infección sistémica o shock por otras patologías (grado de recomendación C).
Exámenes complementarios

Claves Clínicas para el Diagnóstico de Cálculos Urinarios

Evaluación	Posibles Hallazgos
Hemograma completo	Leucocitosis con cálculos de estruvita
Química del suero	Elevación de los niveles de creatinina con cálculos obstructivos; hipocalcemia e hipercloremia con acidosis tubular renal; niveles elevados de calcio en suero con enfermedad paratiroidea
Niveles séricos de hormona paratiroidea	Elevado en hiperparatiroidismo
Análisis de orina	Hematuria microscópica o macroscópica; orina ácida; orina alcalina (con cálculos de estruvita); piuria cristales de cálculos involucrados
Análisis de orina de 24 horas	Niveles elevados de calcio, oxalato y sodio en la orina; disminución del volumen urinario y los niveles de citrato

Fuente: Visión General Cálculos Renales Técnicas de Imagen

Evaluaciones Radiográficas

Las imágenes de cálculos renales son una herramienta de diagnóstico importante y un paso inicial para decidir qué opciones terapéuticas usar para el tratamiento de los cálculos renales.

La tomografía sin contraste del abdomen y la pelvis proporciona de forma sistemática el diagnóstico más preciso, pero también expone a los pacientes a radiaciones ionizantes.

La ecografía tiene una menor sensibilidad y especificidad que la tomografía, pero no requiere el uso de radiación. Sin embargo, cuando se compararon estas modalidades de imágenes se encontró que tenían una precisión diagnóstica equivalente dentro del departamento de emergencias.

La radiografía simple de riñón, uréter, vejiga es más útil para evaluar el crecimiento de cálculos a intervalos en pacientes con enfermedad de cálculos conocida, y es menos útil en el establecimiento de cálculos agudos.

La resonancia magnética ofrece la posibilidad de obtener imágenes en 3D sin exposición a la radiación, pero es costosa y actualmente los cálculos son difíciles de visualizar.

Tabla 3. Evaluaciones de Imagen

Evaluación	Posibles Hallazgos
Radiografía abdominal, renal y de vejiga superior	Cálculos urinarios mayores de 2 mm pueden ser visibles.
Tomografía Computarizada	Casi todos los cálculos son visibles en la TC. Evalúa el parénquima renal, los cambios hidronefróticos y los órganos circundantes para otras etiologías del dolor abdominal.
Pielografía intravenosa	Cálculos visibles en la película scout. Retrasar la excreción de contraste si hay obstrucción. Los cálculos pueden aparecer como defectos de llenado.
Resonancia magnética	La resonancia magnética convencional no es útil para el cálculo de imágenes.

Ultrasonido	Los cálculos aparecen como lesiones hiperecoicas que proyectan sombras acústicas. No es confiable para cálculos ureterales. Puede demostrar dilatación del sistema colector.

Fuente: Visión General Cálculos Renales Técnicas de Imagen

Tratamiento
Terapias de Dieta
Ingesta de líquidos que logre un volumen de orina de al menos 2,5 litros diarios. (Estándar; Fuerza de evidencia: Grado B)

Limitar la ingesta de sodio y consumir 1,000-1,200 mg por día de calcio en la dieta. (Estándar; Grado de fortaleza de la evidencia: B)

Aconsejar a los pacientes con cálculos de oxalato de calcio y oxalato urinario relativamente alto para limitar la ingesta de alimentos ricos en oxalato y mantener el consumo normal de calcio. (Opinión experta)

Aumentar su consumo de frutas y verduras y limitar la proteína animal no láctea. (Opinión experta)

Los pacientes con cálculos de ácido úrico o cálculos de calcio y ácido úrico urinario relativamente alto limitar la ingesta de proteínas animales no lácteas. (Opinión experta)

Los pacientes con cálculos de cistina limitar la ingesta de sodio y proteínas. (Opinión experta)

Tabla 4. Medidas preventivas generales

Ingesta de líquidos (consejos para beber)	Cantidad de fluido: 2.5-3.0 L / día
	Bebida circadiana
	Bebidas de pH neutro
	Diuresis: 2.0-2.5 L / día
	Peso específico de orina: <1010 g / día

	Dieta equilibrada
Consejos nutricionales para una dieta equilibrada.	Rico en vegetales y fibra
	Contenido normal de calcio: 1-1.2 g / día
	Contenido limitado de NaCl: 4-5 g / día
	Contenido limitado de proteína animal: 0.8-1.0 g / kg / día
Consejos de estilo de vida para normalizar los factores de riesgo generales	IMC: retener un nivel de IMC normal
	Actividad física adecuada
	Equilibrio de la pérdida excesiva de líquidos.

Fuente: Pautas de la EAU

Tratamiento Farmacológico

Los médicos deben ofrecer diuréticos tiazídicos a pacientes con calcio urinario alto o relativamente alto y cálculos de calcio recurrentes. (Estándar; Evidencia Fuerza Grado B)

Terapia con citrato de potasio a pacientes con cálculos de calcio recurrentes y citrato urinario bajo o relativamente bajo. (Estándar; Evidencia Fuerza Grado B)

Ofrecer alopurinol a pacientes con cálculos recurrentes de oxalato de calcio que tienen hiperuricosuria y calcio urinario normal. (Estándar; Evidencia Fuerza Grado B)

Terapia con diuréticos tiazídicos y / o citrato de potasio a pacientes con cálculos de calcio recurrentes en los que faltan otras anomalías metabólicas o se han abordado adecuadamente y la formación de cálculos persiste. (Estándar; Evidencia Fuerza Grado B)

Citrato de potasio a pacientes con ácido úrico y cálculos de cistina para elevar el pH urinario a un nivel óptimo. (Opinión experta)

Terapia con alopurinol como terapia de primera línea a pacientes con cálculos de ácido úrico. (Opinión experta)

Proporcionar medicamentos de tiol que se unan a la cistina, como la alfa-mercaptopropionilglicina (tiopronina), a pacientes con cálculos de cistina que no responden a las modificaciones dietéticas y la alcalinización urinaria, o que tienen grandes cargas recurrentes de cálculos. (Opinión experta)

Acetohidroxámico (AHA) a pacientes con cálculos de estruvita residuales o recurrentes solo después de que se hayan agotado las opciones quirúrgicas. (Opción; Evidencia Fuerza Grado B)

Tratamiento Definitivo
Cuando el tratamiento conservador fracasa, el paciente debe ser derivado al urólogo para su tratamiento definitivo:

Litotricia extracorpórea por ondas de choque es el tratamiento más usado habitualmente, por ser menos invasivo y no requerir ingreso, pero tiene algunas limitaciones, como un alto porcentaje de retratamientos (entre el 4 y el 50%).

Se basa en ondas de choque generadas por una fuente externa que se propagan a través del cuerpo y causan fragmentación de las litiasis, está indicada como tratamiento de primera línea en litiasis renales < 20 mm, litiasis ureterales proximales de 1 cm o menos. (Grado de recomendación C)

Excluyen la técnica las litiasis >3 cm, el embarazo, las coagulopatías, los aneurismas de aorta o arteria renal, las infecciones no controladas del tracto urinario y las malformaciones esqueléticas importantes, y pierde eficacia en pacientes con obesidad mórbida y en litiasis de cistina.

Ureteroscopia (con o sin litotricia intracorpórea) es una técnica cada vez más usada porque, a pesar de tener un mayor porcentaje de complicaciones (técnica más invasiva) y requerir más días de ingreso, ofrece un mayor porcentaje de éxito para el tratamiento de litiasis ureterales (sobre todo distales). Combina el uso del ureteroscopio con la extracción del cálculo con cesta/fórceps, o fragmentación del cálculo con litotricia intracorpórea.

Se suele recurrir a la ureteroscopia con fragmentación endoscópica en casos de litiasis renales grandes >20 mm, litiasis renales de composición más dura (cistina u oxalato cálcico monohidrato), localizaciones complejas (de polo renal inferior o de uréter medio), litiasis en riñones con anomalías anatómicas. (Grado de recomendación C).

Nefrolitotomía percutánea su uso ha quedado relegado a cálculos no accesibles por ureteroscopia o casos que requieran tratamiento simultáneo de otras condiciones del tracto urinario. Ha demostrado su seguridad y eficacia en litiasis grandes, múltiples o complejas.

Seguimiento

Los médicos deben obtener una sola muestra de orina de 24 horas para los factores de riesgo de cálculos dentro de los seis meses posteriores al inicio del tratamiento para evaluar la respuesta al tratamiento dietético y / o médico. (Opinión experta)

Después del seguimiento inicial, dependiendo de la actividad de los cálculos, evaluar la adherencia del paciente y la respuesta metabólica. (Opinión experta)

Análisis de sangre periódicos para evaluar los efectos adversos en pacientes en terapia farmacológica. (Estándar; Grado de fortaleza de la evidencia: A)

Controlar a los pacientes con cálculos de estruvita para la reinfección con organismos productores de ureasa y utilizar estrategias para prevenir tales ocurrencias. (Opinión experta)

Estudios de imágenes de seguimiento para evaluar el crecimiento de cálculos o la formación de nuevos cálculos en función de la actividad de los cálculos (imágenes abdominales simples, ultrasonografía renal o tomografía computarizada [TC] de dosis baja). (Opinión experta)

Criterios De Derivación A Urgencias.

Cólico persistente. Dolor de más de 72 horas de evolución con tratamiento ambulatorio o dolor persistente tras permanecer 12 horas en la sala de

observación.
- Factores que limitan la analgesia como úlcera duodenal.
- Inadecuado soporte social.
- Pacientes asmáticos.

Criterios de Ingreso
- Fiebre superior a 38 ºC y/o signos de sepsis
- Dolor incontrolable pese a terapéutica analgésica escalonada
- Anuria o insuficiencia renal aguda secundaria a obstrucción tracto urinario superior
- Grave obstrucción del tracto urinario superior (por litiasis u otras causas
- Oncológicas.)
- Sospecha de causa vasculorrenal del dolor renal y/o infarto renal
- Colecciones renales o perirrenales cuando el estado clínico del paciente y/o las posibles complicaciones que pueda desarrollar lo aconsejen
- Si se asocian a deterioro clínico del paciente

Complicaciones
Obstrucción completa del uréter. Disminuye la filtración urinaria que si persiste más de 48 horas producirá una reducción de la perfusión renal y una gradual e irreversible pérdida de la función renal.

Cistitis, pielonefritis o pionefrosis. La presencia de cualquier tipo de obstrucción de la vía urinaria predispone a la sobreinfección de la orina.

La sepsis de origen urinario puede ser una de las causas de muerte del cólico nefrítico ante esta situación es necesaria la desobstrucción urgente de las vías urinarias.

Criterios de Derivación a Consulta de Urología
- Alteraciones clínicas o analíticas importantes. Fiebre, deshidratación, insuficiencia renal, paciente monorreno.
- Cólicos nefríticos recurrentes. Se remitirán a consulta de urología para realización de pruebas complementarias específicas.
- Cálculo radiopaco de tamaño considerable. A partir de los 10 mm de diámetro

1.*Comité Internacional de Editores de Revistas Médicas. Nefrolitiasis en adultos; 30 de noviembre de 2018. DynaMed [Internet]. Ipswich (MA): Servicios de información de EBSCO. 1995 -. Registro No. T114904*

2.*Pearle MS, Calhoun EA, Curhan GC. Proyecto de enfermedades urológicas en América: urolitiasis. J Urol. 2005; 173: 848–57*

3.*Urk C, Skolarikos A, Neisius A y otros; Asociación Europea de Urología (EAU). Directrices sobre urolitiasis. EAU 2019 Mar*

4.*Qaseem A, Dallas P, Forciea MA, Starkey M, Denberg TD. Manejo dietético y farmacológico para prevenir la nefrolitiasis recurrente en adultos: una guía de práctica clínica del American College of Physicians. Ann Intern Med 2015 Apr 7; 162 (7): 529*

5.*Wayne Brisbane , Michael R. Bailey , y Mathew D. Sorensen. Una visión general de las técnicas de imágenes de cálculos renales. Nat Rev Urol. 2016 nov; 13 (11): 654–662.*

6.*Croppi E, Cupisti A, et al. Percorso diagnostico-terapéutico per il paziente con calcolosi urinaria [Diagnostic and therapeutic approach in patients with urinary calculi]. G Ital Nefrol. 2010; 27(3):282–289.*

7.*Pautas de la EAU. Edn. Presentado en el EAU Annual Congress Barcelona 2019. ISBN 978-94-92671-04-2.*

8.*Paul K. Pietro W. Michael E. Centro Médico de la Universidad de Kansas, Kansas City, Kansas. 2006 1 de julio; 74 (1): 86-94.*

9.*Pilar V. Evana Gi. Luis M. Alonso, José S. Meseguer Guía de Actuación Clínica en A. P. 2015.*

10.*Mirian S. Ana A. Litiasis renal – los principales problemas de la salud. Actualización en medicina de familia. Barcelona 2015*

CAPÍTULO A

SÍFILIS

Rodrigo Fernando Ruiz Flores

La sífilis es una infección producida por la bacteria Treponema Pallidum (TP), que se transmite fundamentalmente por contacto sexual y por transmisión congénita y perinatal.

La infección se produce a través de las mucosas o la piel, al mantener relaciones sexuales en las fases primaria, secundaria y latente inicial.

Historia

La sífilis fue denominada en un pasado como enfermedad francesa o morbus gallicus. Fue causante de la muerte de una gran cantidad de personas en todos los tiempos. Los marinos habrían sido los responsables de difundir esta enfermedad. En 1530, fue bautizada como sífilis, por una poesía didáctica de un médico italiano, Girolamo Fracastorius, de Verona, en la que el pastor Syphilus fue castigado con la enfermedad por llevar una vida inmoral y llena de vicios.

El tratamiento que se empleó desde el siglo XV hasta el siglo XX, consistía en un tratamiento con mercurio, el cual se prolongó hasta comienzos de la II Guerra Mundial, donde se planteó un cambio del mercurio por el bismuto, al considerarse más eficaz.

Por otra parte, la II Guerra Mundial cambió el tratamiento de la sífilis, gracias a la aparición de los antibióticos (descubrimiento de la penicilina en 1943), excluyéndose el mercurio, bismuto y arsénico.

Epidemiología

Se produce sobre todo entre los 20-35 años. Los factores de riesgo son: la prostitución, el bajo nivel cultural y socioeconómico. Casi todos los pacientes refieren tener una nueva pareja sexual o reconocen que su pareja ha tenido otras relaciones.

Clínica

La clínica de la infección se caracteriza por periodos de incubación o remisión repetidos. Sus manifestaciones pueden remedar muchas enfermedades, por lo que recibe el nombre de "la gran imitadora".

La mayoría de las personas con sífilis no tienen conocimiento de la infección, pudiendo transmitirla a sus contactos sexuales. Esto ocurre debido a la ausencia o escasez de sintomatología, dependiendo ésta de la etapa de la infección.

Se caracteriza por presentar tres estadios a lo largo de su evolución:
- Estadío primario
- Estadío secundario
- Estadío terciario

La infección puede tener períodos de latencia (ausencia de síntomas y/o signos) entre los estadíos secundario y terciario, en los que se diagnostica únicamente por pruebas serológicas. El período de latencia puede ser temprano, cuando se detecta dentro del año de adquirida la sífilis, o tardío, si se detecta más allá del año de la adquisición o se desconoce ese momento.

La sífilis se la podría dividir en Temprana y Tardía
Sífilis temprana: transcurre dentro del primer año de adquirida la infección y abarca los estadíos primario, secundario y latente temprano.

Sífilis primaria: Tras el periodo de incubación, que suele ser de 2-6 semanas (a veces hasta 3 meses desde la exposición), aparece el chancro sifilítico o chancro duro, una mácula que evoluciona a pápula y a continuación a una lesión úlcero-erosiva, redondeada de 1 cm de Sífilis primaria. Tras el periodo de incubación, que suele ser de 2-6 semanas (a veces hasta 3 meses desde la exposición), aparece el chancro sifilítico o chancro duro, una mácula que evoluciona a pápula y a continuación a una lesión úlcero-erosiva, redondeada de 1 cm de diámetro con bordes indurados y no dolorosa (Figura 1). Existen variaciones en el tamaño y el número. En hombres, su localización es más frecuente en glande y prepucio, mientras que en la mujer es en el cérvix, aunque no es infrecuente su localización vaginal o perianal. 1-2 semanas tras la aparición del chancro, aparece una adenitis regional con adenopatías múltiples, duras, indoloras o mínimamente, sin síntomas sistémicos. Es frecuente la infección asintomática, así como las manifestaciones primarias atípicas. La evolución de estas manifestaciones es variable. Tanto el chancro como las adenopatías tienden a remitir espontáneamente en 2-4 semanas.

Figura 1.

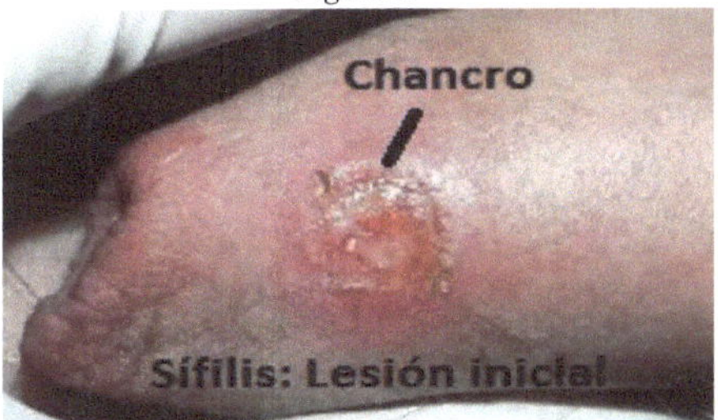

Fuente: Centers for Disease Control and Prevention. Sexually Transmitted Disease Surveillance 2014. Atlanta: U.S. Department of Health and Human Services; 2015.

Sífilis Secundaria: Puede iniciarse a partir de las 8-10 semanas del contagio y sus manifestaciones típicas son los exantemas de diversa morfología: maculosa (roseola), papulosa, descamativa, costrosa, pustulosa, etc. Cursan sin prurito y afectan de modo característico a palmas y plantas. El más precoz suele ser la roseola, distribuida por tronco y zona proximal de extremidades, seguido de exantemas papulosos en palmas, plantas, áreas periorificiales y seborreicas. Otras manifestaciones son: placas mucosas (lesiones indoloras en mucosas), condilomas planos (excrecencias verrucosas en vulva y región perianal), placas de alopecia parcheada, transtornos de pigmentación, linfadenopatía generalizada, fiebre, dolor de cabeza y malestar general.

Manifestaciones Generales: adenopatías generalizadas, fiebre, cefalea, artralgias, hepato y esplenomegalia. Es una etapa sistémica de la enfermedad. Sin embargo, la sintomatología puede desaparecer de forma espontánea en pocas semanas, independientemente del tratamiento. Puede presentar compromiso del sistema nervioso central (SNC) (40%), oftálmico (enfermedades inflamatorias de los ojos que resulta de la infección de los tejidos oculares con: iritis, retinitis o neuritis óptica, uveítis anterior, posterior, pan uveítis, etc.) o auditivo (neurosífilis temprana), hepatitis y glomerulonefritis por complejos inmunes.

Sífilis Tardía: transcurre posterior al primer año de adquirida la infección, abarca los estadíos latente tardío y terciario.

Sífilis terciaria: Este período ocurre en aproximadamente el 30% de las infecciones no tratadas, después de un largo período de latencia, pudiendo surgir entre 2 a 40 años después del inicio de la infección. Se manifiesta con la afectación de diferentes órganos y/o parénquimas, con inflamación y destrucción del tejido, observándose vasculitis y la formación de gomas sifilíticas (tumores con tendencia a la licuefacción) en la piel, las mucosas, huesos o cualquier tejido.

- Manifestaciones cutáneas: las lesiones cutáneas de la sífilis son tubérculos y gomas sifilíticos.
- Manifestaciones osteoarticulares: periostitis, osteítis gomosa o esclerosante, artritis, sinovitis y nódulos articulares.
- Manifestaciones cardiovasculares: aortitis sifilítica, aneurisma y estenosis de las coronarias.
- Manifestaciones neurológicas: meningitis, gomas del SNC o médula, parálisis general progresiva, tabes dorsal y demencia.

Sífilis Latente: Se define como una infección asintomática que sigue a la sífilis primaria sólo detectada con análisis serológico. Se divide en latente inicial, si se adquirió < 1 año, y latente tardía si el contagio se produjo hace > 1 año (generalmente no infectante) o es desconocido.

Diagnóstico

Se realiza por la sospecha clínica y se confirma con las pruebas de laboratorio. No existe cultivo. Se puede identificar la espiroqueta en el microscopio de campo oscuro. El pilar fundamental del diagnóstico de laboratorio son las pruebas serológicas que se pueden dividir en no treponémicas (VDRL y RPR) y treponémicas (FTA-ABS, MHA-TP, TPPA).

Las no treponémicas se emplean como cribado y para controlar la respuesta al tratamiento, mientras que las treponémicas tienen alta especificidad y se usan para confirmar el diagnóstico. En la sífilis primaria los estudios serológicos tienen menor valor porque tardan unas 6 semanas en positivizarse

En sífilis secundaria o latente las pruebas treponémicas suelen permanecer positivas indefinidamente incluso tras un tratamiento eficaz. Sin embargo, en la sífilis primaria hasta un 25% de pacientes se vuelven negativas.

Pruebas no Treponémicas (PNT): Estas pruebas son la VDRL (Venereal Disease Research Laboratory), y RPR (prueba de reagina plasmática rápida, con agregado de partículas de carbón y lectura macroscópica).

Las PNT son útiles en la detección de sífilis activa y para el seguimiento serológico de las personas, al mostrar la caída gradual de los valores en la curación o el incremento frente a un tratamiento inadecuado o frente a una reinfección.

Pruebas Treponémicas (PT): Estas pruebas confirmatorias son la TP-PA (aglutinación de partículas para Treponema Pallidum), MHA-TP (microhemaglutinación para anticuerpos de TP), FTA-ABS (prueba de anticuerpos treponémicos fluorescentes absorbidos), Como las pruebas treponémicas permanecen reactivas de por vida, no distinguen infección actual de pasada o previamente tratada, por lo que no son adecuadas para la evaluación del tratamiento.

Tratamiento

La Penicilina G parenteral es la droga de elección y de demostrada eficacia en todas las etapas de la enfermedad dado que la eficacia es máxima y no existe resistencia. Las personas con infección por el VIH deben ser tratadas con el mismo régimen terapéutico que las personas seronegativas. El uso de clorhidrato de lidocaína, como diluyente para la Penicilina G Benzatínica no cambia la concentración de Penicilina en los líquidos corporales y reduce significativamente el dolor. La terapia oral con dosis múltiples de Doxiciclina es aceptada como tratamiento alternativo en pacientes alérgicos a la Penicilina, pero no en gestantes.

Esquemas

Infección primaria, secundaria y latente inicial:

• Penicilina G benzatina 2,4 millones de unidades IM, unidosis Regímenes alternativos si alergia a penicilina:

•Doxiciclina 100 mg/12 h 14 días
•Tetraciclina 500 mg/6 h 14 días
•Ceftriaxona 1 gr/ 24h IV o IM 8-10 días (No utilizar en alérgicos a beta-lactámicos, porque
puede tener reacción cruzada.
•Azitromicina 2g (VO) dosis única.

(Puede ser una opción terapéutica útil para el tratamiento de la sífilis primaria y secundaria. No obstante, se está comunicando un aumento de las resistencias intrínsecas a este antibiótico y la existencia de fracasos terapéuticos especialmente en la población de HSH y VIH).

Retratamiento (por fallo) o sífilis latente tardía:
• Penicilina G benzatina 2,4 millones de unidades IM/semana 3 dosis.

Pacientes VIH y Embarazadas
• Penicilina únicamente a dosis habituales. Si alergia se debe hacer desensibilización.

En todos los pacientes con sífilis se debe hacer despistaje de otras ETS, especialmente el VIH. En pacientes VIH suele ser más frecuente el fallo en el tratamiento inicial.

Se debe hacer seguimiento del tratamiento a los, 6, 9, 12 y 24 meses para valorar respuesta al tratamiento. Las parejas sexuales del paciente con sífilis deben ser evaluadas clínica y serológicamente.

1.Barrio T., César. Historia de la dermatología, de la sífilis en la Historia. Folia Dermatológica Peruana, diciembre 2000; 11(3).

2.Turnes, Antonio L. La sífilis en la medicina, una aproximación a su historia. 100 años del descubrimiento del Treponema Pallidum, 29/03/2005.

3.Castiñieras Fernandez J, Carballido Rodriguez J, et al.: Libro del Residente de Urologia: Infecciones Urogenitales y Enfermedades de Transmisión Sexual. Sección VI, cap. 39:696, 2007.

4.Olmos Acebes L. Concepto e importancia de las enfermedades de transmisión sexual. La consulta de ETS. Vol 1: 8-12.

5. Handsfield H. H. ETS. Editorial Marbán. 2. ª edición: 3-197.

6.Berger R.E, Lee J.C. Enfermedades de transmisión sexual. Campbell Urología. Editorial Médica Panamericana. 8. ª edición (730-750).

7.Fonseca Capdevilla. Enfermedades de transmisión sexual en Dermatología clínica. Editorial. 2.ª edición.2001: 75-93.

8.Workowski KA, Berman SM. Sexually transmitted diseases treatment guidelines 2006. MMWR Recomm Rep. 2006 Aug 4; 55 (RR-11): 1-94.

9.Vall-Mayans M, Casals M, Vives A, Loureiro E, Armengol P, Sanz B. Remergence of infectious syphilis among homosexual men and HIV coinfection in Barcelona, 2002-2003. Med Clin (Barc) 2006 Jan 28; 126 (3): 94-96.

10.Sánchez M.R. Enfermedades de transmisión sexual. Fitzpatrick dermatología en Medicina general. 2005.6.ª edición: 2445-2470.

11.Perea EJ, Enfermedades de transmisión sexual. Microbiología Médica. Editorial Mosby. 1996: 267-281.

12.Costa S, Azevedo C, Azevedo F, Lisboa C. Early Syphilis treatment in HIV-infected patients: single dose vs. three doses of Benzathine Penicillin G. Journal of the European Academy of Dermatology & Venereology. OCT 2016,30(10): 1805–1809.

13.Morshed MG, Singh AE. Recent trends in the serologic diagnosis of syphilis. Clin Vaccine Immunol 2015. 22:137–147.

CAPÍTULO B

HAEMOPHILUS DUCREYI
Silvia Janneth Barrera Morocho

Introducción

La infección por Haemophilus ducreyi conocida también como; chancroide, chancro blando, enfermedad de Ducrey o ulcus molle, es una enfermedad bacteriana producida por el haemophilus ducreyi, es un cocobacilo Gram negativo anaerobio facultativo, que se disemina un 70% por contacto sexual, afectando más al sexo masculino, está es causa frecuente de úlceras genitales en gran parte de los países en vías de desarrollo. Adquiriendo gran importancia para la salud publica en todo el mundo, dado su transcendencia para el paciente, la familia y la sociedad. Al igual que otras enfermedades de transmisión sexual, el chancroide aumenta el riesgo de transmisión del HIV. Para su diagnóstico es necesario realizar una historia clínica detallada, y la solicitud de exámenes como tinción de gram, cultivo, inmunofluorescencia, prueba de amplificación de ácidos nucleicos, serología y   reacción en cadena de polimerasa. Su tratamiento puede ser oral o intramuscular con antibioticoterapia y se llevara un seguimiento estricto para evitar recidivas y disminuir su diseminación.

Historia

Según Zaballos , Ara, y Sanz (2002) , inicia en 1852 cuando   el chancroide fue diferenciado por primera vez del chancro sifilítico por Leon Basserau en Francia. En   1889, Augusto Ducrey era un medico dermatólogo italiano, quien   descubrió el bacilo causal (Haemophilus ducreyi) quien obtuvo el agente etiológico por medio de   autoinoculaciones en los antebrazos de sus pacientes del exudado de sus propias úlceras y mantuvo la zona estéril con un vidrio de reloj pegado al antebrazo. Sin embargo, no tuvo éxito para aislar al organismo in vitro. Desde 1913 hasta   1921, Ito y Reenstierna continúan realizando pruebas y se confirmó estos resultados en el Instituto Pasteur, y encontraron   test positivos en un 90% de pacientes a las 2 semanas de la aparición del chancroide, sin embargo actualmente se considera   un procedimiento diagnostico obsoleto.

Etiología

El Chancroide   es una bacteria que pertenece a la familia Pasteurelleceae, genero Haemophilus y especie Ducreyi.   Esta bacteria causante es un cocobacilo gramnegativo, anaerobio facultativo, que requiere hemina (factor X) para su crecimiento. Es un microorganismo pequeño ($0,5 \times 1,5$ μm), con forma de bastoncillo, redondeado en los extremos, que forma cadenas estreptobacilares típicas.

Epidemiología

El chancroide es una enfermedad de transmisión sexual y causa frecuente de ulcera genital, según las CDC (2017), es causada por una pequeña bacteria Gram- negativa H. ducreyi. La edad de presentación varía entre los 20 – 40 años de edad. Según Zaballos (2002), Alvarez (2014) y la OMS consideran que existen de 6 a 7 millones de casos nuevos al año en todo el mundo, es mas usual en países en vías de desarrollo, con mayor prevalencia en los países de África, Asia y Latinoamérica donde es el agente causal de 23 a 56% de las ulceras en la zona genital. Según estudios su incidencia global puede ser superior a la sífilis y el herpes. El chancroide presenta un período corto de contagiosidad la trasmisión de un paciente infectado a otro, en una sola exposición sexual es de 0,35% necesita redes sexuales promiscuas para su supervivencia. Es un agente patógeno que sólo infecta a los humanos, predomina en pacientes heterosexuales, con una razón de hombre: mujer de 3:1 en zonas endémicas y de 25:1 en brotes en ciudades en desarrollo afirma (Alvarez , Navarro, y Domínguez (2014).

El factor crítico para la diseminación del chancroide es el número de parejas sexuales, esto explica la asociación del chancroide con factores de riesgo como el consumo de alcohol y drogas, estas personas son más promiscuas y aumenta la probabilidad de comportamientos sexuales de alto riesgo. Se trata de una enfermedad de alta capacidad de infección y baja patogenicidad, por lo que tiene una elevada contagiosidad. Sin embargo, al igual que otras enfermedades ulcerosas genitales, el chancroide es un cofactor importante en la transmisión del VIH en los países afectados más gravemente por la epidemia de VIH/sida. Sin embargo según estudios CDC (2017), hace referencia a la epidemiologia global que está mal documentada debido a dificultades para confirmar un diagnóstico microbiológico y el H. ducreyi se ha demostrado en individuos asintomáticos.

Patogenia

El H. ducreyi para los CDC (2017), infecta el epitelio escamoso estratificado de las superficies mucosas y los ganglios linfáticos regionales a través de abrasiones superficiales   que ocurren durante   las relaciones sexuales. Estos traumatismos o microabrasiones en la piel o en la mucosa son la vía de entrada de esta bacteria, cuando ya existe   una solución de continuidad en la piel y mucosas y un tamaño del inóculo, posteriormente desempeñan un papel importante la adherencia del microorganismo en la superficie epitelial, el índice de producción de exotoxinas y la resistencia del germen a los mecanismos de defensa del huésped para que la enfermedad prolifere. En el estudio histológico del chancroide se han descrito necrosis tisular, áreas de neovascularización y un infiltrado inflamatorio formado por neutrófilos y macrófagos perivasculares y superficiales con linfocitos y células plasmáticas en la base. La respuesta linfocitaria es predominantemente Th1, como lo explica la observación de valores elevados de receptores de IL-2 soluble en la orina y sangre de pacientes con chancroide. El mecanismo inmunitario es celular y no está claro si la respuesta humoral está también involucrada. La linfadenitis asociada al chancroide es predominantemente una respuesta inflamatoria piogénica, aunque su patogenia y la escasez de microorganismos presentes en el bubón permanecen sin explicación. (Zaballos , Ara, y Sanz, 2002)

Diagnóstico Clínico
Valoración
Es importante señalar que según el autor Azaña (2019) en la anamnesis se debe preguntar por los hábitos sexuales, los antecedentes médicos y la sintomatología del proceso actual. La historia sexual debe ser minuciosa respecto a los hábitos y contactos sexuales. Se debe incluir el género de los contactos sexuales, su naturaleza, lesiones o ETS del contacto sexual, el número de contactos en el último mes y en los últimos 6 meses, el tipo de práctica sexual, el uso de métodos anticonceptivos, viajes, uso de antibióticos y el origen del contacto puede orientar sobre el agente etiológico y una posible resistencia a antibióticos. Además se debe preguntar si la lesión es dolorosa, disuria o síntomas generales y si se trata del primer episodio o es una recurrencia.

Manifestaciones Clínicas
El chancroide no presenta síntomas prodrómicos, después de un período de incubación corto que oscila entre 3 y 7 días, después de la relación sexual

con una persona infectada, genera una pápula eritematosa es la primera manifestación. La lesión comienza como una pápula eritematosa o vesiculopústuloso que en 24-48h evoluciona gradualmente hacia una ulcera superficial con bordes irregulares y socavados puede ser única o múltiple con un diámetro que va desde 1mm a 2-5cm redondeada. Las bases de las ulceras son granulomatosas con exudado purulento, color necrótico amarillo o grisáceo que sangran al mínimo roce. Las ulceras son suaves, dolorosas, bordes ásperos no indurados y persisten durante varios meses si no reciben tratamiento. (CDC , 2017, pág. 325). Sin embargo si hay un tratamiento adecuado cicatriza en 4-6 semanas después de la infección, y queda una superficie lisa o ligeramente deprimida y pigmentada.

Después de 1 a 2 semanas de la instauración de la etapa ulcerosa, se desarrolla una Linfadenitis inguinal unilateral y doloroso en forma de numerosas tumoraciones ganglionares, pequeñas, en forma de corona de rosas se le llama "chancro de Nisbet" que, desarrollan la mitad de los pacientes y progresan a bubones fluctuantes, los mismos que pueden romperse espontáneamente drenando al exterior un líquido purulento, espeso y cremoso, dejando una ulceración que curara lentamente con una lesión cicatrizal. Además de la aparición de los bubones, existen otras complicaciones locales asociadas al chancroide, más frecuentes en los varones y que incluyen la estenosis, la fimosis, la parafimosis, y las pérdidas parciales de tejido. La infección sistémica o la diseminación a distancia de H. ducreyi no ha sido descrita y no causa infecciones oportunistas ni procesos más invasivos en huéspedes inmunocomprometidos.

Sin embargo, aunque en algún trabajo se llega a cifras de precisión diagnóstica clínica del 80%, se ha estimado que sólo en un 60% de los casos puede establecerse un diagnóstico acertado de chancroide basado en hallazgos clínicos y realizado por personal experimentado en un área de alta prevalencia.

De acuerdo con CDC (2015) y CDC (2017) los Centros para el Control y Prevención de Enfermedades, para llegar a un diagnóstico probable con fines clínicos y de vigilancia los refieren que se debe cumplir con los siguientes criterios:

1. El paciente tiene una o más ulceras genitales dolorosas.
2. La presentación clínica, aparición de úlceras genitales y linfadenopatía regional es típica del chancroide.
3. El paciente no tiene evidencia de infección por Treponema Pallidum con la detección por microscopia de campo oscuro o prueba de amplificación de ácido nucleico (NAAT) del exudado de una ulcera o por una prueba serológica para sífilis estos estudios deben realizarse al menos siete días después de la aparición de las úlceras.
4. Una prueba NAAT negativa para VHS o cultivo VHS realizado del exudado de la úlcera.

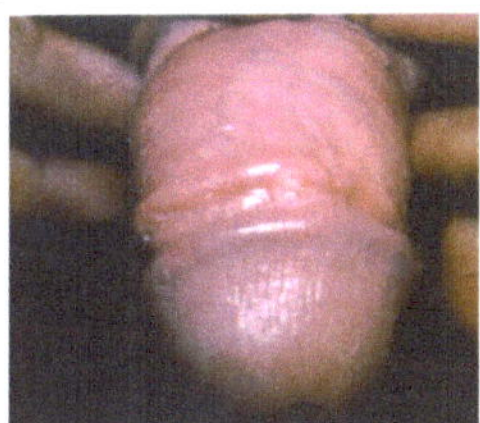

Figura 1. Chancro blando. Fuente: Public Health Image Library de los Centers for Disease Control and Prevention 2015.

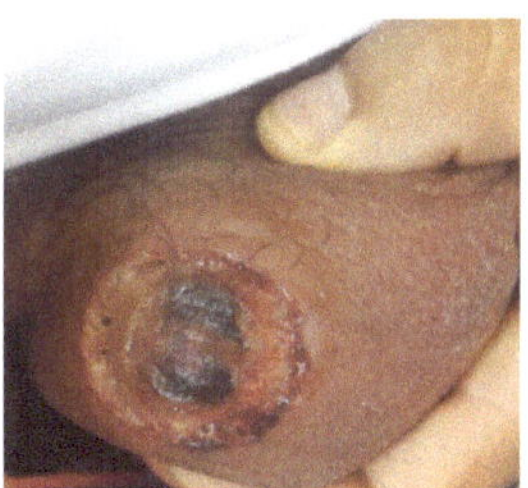

Figura 2. Ulceración escrotal profunda bien delimitada con centro necrótico. Fuente: The Pan African Medical Journal 2019.

Las localizaciones más frecuentes guardan relación con los lugares de mayor fricción. En el varón las lesiones afectan con mayor frecuencia a nivel de:

- Prepucio
- Surco balano-prepucial
- Glande
- Cuerpo del pene
- Meato uretral
- Escroto

En las mujeres, la ubicación más común de las ulceras es a nivel de labios mayores y menores, vulva o aérea perianal. Además por autoinoculación desde la lesión primaria en la piel opuesta provoca las "ulceras del beso". Estas son úlceras que aparecen en superficies opuestas de los labios genitales. Los síntomas más comunes en las mujeres son disuria y dispareunia.

Chancroide/VIH
La relación entre el chancroide y la infección por VIH es clara, la coeinfección de VIH y de H. ducreyi produce efectos significativos en la clínica del chancroide: aparición frecuente de úlceras atípicas, mayor tendencia a lesiones múltiples y extragenitales. Varios mecanismos se han propuesto para explicar el aumento de infección por VIH en pacientes con chancroide:

a) La solución de continuidad que se produce en las úlceras genitales favorece la entrada de VIH.
b) Se ha demostrado un aumento en la eliminación de VIH en las lesiones ulcerosas, entre ellas, la del chancroide.
c) La lesión del chancroide produce un aumento local de linfocitos T CD4 y macrófagos activados, que son las células diana para el VIH.

Los efectos del VIH en el chancroide son: prolongación del tiempo de incubación de la bacteria, incremento en el número de úlceras genitales, predominio de las úlceras gigantes, persistentes, profundas y muy penetrantes.

Diagnostico Sindrómico
Sindrome de úlcera genital; este enfoque ha sido adoptado por la OMS y los CDC (2017) quienes recomienda el diagnóstico y manejo sindrómico

de las ulceras genitales en los países en vías de desarrollo. Este enfoque no requiere estudios de laboratorio y promueve el uso de dosis únicas y dar un tratamiento de primera línea y así reducir costos. La ulcera genital que es la pérdida de continuidad de la piel o las mucosas de los órganos sexuales. Puede ser dolorosa e indolora y a menudo va acompañada con linfadenopatía regional. Los agentes etiológicos que producen ulceras pueden ser; T. pallidum, H. ducreyi, C. trachomatis, K. granulomatis y los virus del herpes simple 1 y 2. También se deben descartar las ulceras por traumatismo que se pueden infectar con otras bacterias. Las ulceras que sangran con frecuencia son por lo general chancroide. Los hombres no circuncidados pueden referir por secreción por el pene o de imposibilidad de retraer el prepucio. Las mujeres pueden referir disuria si hay ulceras en la vulva. Los Signos; se valora el número y características de las lesiones más linfadenopatia inguinal. Presentan ulceras a nivel del pene, escroto o recto en lo hombres; en las mujeres, ulcera en los labios de la vulva, vagina, o el recto, ambos con adenopatía inguinal o sin ella.

Diagnóstico Diferencial

Debe realizarse básicamente con las úlceras genitales de origen infeccioso y no infeccioso. Ulceras de origen infeccioso; transmitidas por contacto sexual:
- Herpes genital 70-80%
- Sífilis 5%
- Linfogranuloma venéreo poco frecuente.
- Granuloma inguinal, muy poco frecuente.

Las enfermedades no infecciosas:
- Exantema medicamentoso.
- Asociado a enfermedades sistémicas: el síndrome de Behcet
- Neoplasias: los carcinomas.
- Enfermedades dermatológicas. Psoriasis.
- Traumáticas: durante el coito.

Exámenes Complementarios
Laboratorio
Tinción de gram; material teñido del borde de la ulcera puede mostrar una

disposición de los cocobacilos gramnegativos dispuestos en pequeños conglomerados o en cadenas paralelas estos patrones se han denominado en "banco de peces" o "vías férreas" es característico del H. ducreyi. Además, debido a la flora polimicrobiana existente en la úlcera, estos hallazgos carecen de sensibilidad y especificidad para poder realizar un diagnóstico definitivo.

Cultivo de H. ducreyi; es la prueba recomendada según CDC (2017), se ha considerado como la "prueba oro" para confirmar el diagnóstico, a pesar de su baja precisión dada por sensibilidad y especificidad del 75% es una bacteria muy difícil de cultivar ya que requieren medios de cultivo selectivos, las muestras deben ser tomadas con un hisopo con punta de algodón desde la base; después de una limpieza con agua estéril. El H. ducreyi sobrevivirá pocas horas, por lo que se puede hacer un hisopado e inoculación seguido de una incubación inmediata para reducir la pérdida de bacterias viables. El cultivo de material de bubones obtenidos por punción y aspiración es menos sensible.

Inmunofluorescencia (IFI); muestran una precisión similar a la del cultivo in vitro, con una sensibilidad del 89%   y una especificidad del 81%. Sin embargo el costo no es accesible para la población que no tienen recursos. (Romero , Huerfano , & Grillo, 2017, pág. 6)

Prueba de amplificación de ácidos nucleico (NAAT); es excelente para demostrar Haemophilus ducreyi en material clínico; no necesita medio de transporte y tiene mayores rangos de positividad que el medio de cultivo. Pocos laboratorios la tienen implementada para detectar el H. ducreyi. La ventaja de NAAT muestran tasas de detección más altas que el cultivo, los genes   incluso si hay poca abundancia de muestras disponibles con una sensibilidad del 98.4% y una especificidad   de 99.6%. No dependen de bacterias vivas, no se requiere medio de transporte específico. Las muestras tomadas para el cultivo también pueden usarse para NAATs. (CDC , 2017, pág. 326) Sin embargo la desventaja es que la muestras pueden contener inhibidores de amplificación que causan resultados falsos negativos y los resultados no están disponibles de inmediato, por lo q se requiere una segunda cita con el paciente. (Romero , Huerfano , & Grillo, 2017, pág. 6)

Serología; hasta el momento no se ha logrado descubrir un método serológico fiable, varios estudios demostraron (CDC , 2017, pág. 326) que la detección de anticuerpos contra Haemophilus ducreyi no es apropiada para el diagnóstico de chancroide en fase aguda,   pero sí es de utilidad en el aspecto epidemiológico como método de seguimiento en infecciones pasadas.

Reacción en cadena de la polimerasa (PCR); es el método diagnóstico de elección, con una sensibilidad del 98% ya que es una prueba rápida, sensible y superior a las demás. Actualmente existe El test múltiple de PCR (M-PCR) que permite la amplificación simultánea de ADN de H. ducreyi, T. pallidum y virus de herpes simple (VHS) tipo 1 y 2.

Tratamiento

Manejo del Paciente

Los CDC (2017) recomiendan dar primero   información, explicación y consejos al paciente:

- Informar que el chancroide es una infección bacteriana de transmisión sexual pero curable con antibióticos   y que es un cofactor   para la transmisión del VIH, al igual que Herpes genital y la Sífilis.
- Los síntomas deben resolverse dentro de 1 a 2 semanas del inicio   de la antibioticoterapia.
- Abstinencia hasta que el paciente y su pareja hayan completado la terapia.
- Realizar la prueba de la sífilis y   VHS   en pacientes con sospecha de padecer chancroide porque clínicamente difíciles de diferenciar.
- Preferible realizar la NAAT si está disponible.

Antibióticos

"Los Centros para el Control y Prevención de Enfermedades,   guías de práctica clínica del Ministerio de Salud Pública   y las guías   Europeas recomiendan   el uso de monodosis   como primera alternativa   terapéutica para tratar el chancroide. Se recomienda varios regímenes de antibióticos para casos confirmados de chancroide:

Primera línea:

- Ceftriaxona, 250 mg vía intramuscular dosis única (Ib, A)
- Azitromicina, 1 g vía oral dosis única (Ib, A)
- La respuesta es buena, aunque se reportan fallas   con personas con VIH positivas.

Segunda línea:
- Ciprofloxacino, 500 mg/12 h vía oral durante 3 días (Ib, B)
- Eritromicina, 500 mg/6 h vía oral durante 7 días. (Ib , B)

La   ciprofloxacino está contraindicada para embarazadas y lactantes, y para niños y adolescentes menores de 18 años donde se puede usar eritromicina o Ceftriaxona. Para pacientes con VIH positivos se recomienda dosis múltiple en lugar de dosis única, el tratamiento de elección es eritromicina 500mg cada día por siete días o ciprofloxacino 500mg dos veces al días durante tres días. (O´Farrell & Lazaro , 2014, pág. 979)

Cuidado local de las lesiones
Las ulceras deben mantenerse limpias, estas suelen curarse a los 10 días de terminado el tratamiento. Consiste en el empleo de lavados cuidadosos y repetidos con agua y jabón y la colocación de apósitos con agentes antisépticos (povidona yodada). En el tratamiento de los bubones, algunos autores llegan a la conclusión de que la incisión y el drenaje cuidadosos constituyen un método seguro y eficaz para el tratamiento de los bubones fluctuantes y evita las repetidas aspiraciones que con frecuencia se utilizaban anteriormente. Las adenopatías pueden tardar hasta 3 semanas más, y en ocasiones deben ser drenadas. La resolución clínica de los bubones es más lenta que la de la lesión ulcerosa. La tasa de recidivas es del 5%, a pesar de la realización de un tratamiento adecuado. En estos casos, se recomienda repetir el tratamiento inicial y, si no se ha llevado a cabo anteriormente, tratar a los contactos sexuales del paciente ya que la causa más probable de recidiva es la reinfección.

Seguimiento
Según los CDC (2017), se debe realizar este seguimiento, para garantizar la resolución de los síntomas y signos   de infección; un tratamiento exitoso mejora los síntomas en 3-7 días, para evaluar la curación que es lenta en pacientes   VIH positivos,   para detectar fallos terapéuticos(descartar infección por T. Pallidum o VHS), resistencia a los antibióticos realizar (antibiograma), reinfección o inmunodeficiencia y finalmente para despejar cualquier inquietud del paciente.   Se   recomienda realizar serologías al principio y a los 3 meses.

Manejo de las Parejas Sexuales

Los contactos sexuales de los últimos 10 días, a partir de los primeros síntomas del paciente con chancroide, deben ser examinados y tratados, incluso a pesar de la ausencia de síntomas, puesto que existen casos de portadores asintomáticos. Los pacientes deben ser nuevamente examinados en 3-7 días después del inicio del tratamiento. Si éste es exitoso, la mejoría sintomática se observa a los 3 días y la reepitelización tiene lugar en 7 días, aunque depende de varios factores (tamaño de la úlcera, sobreinfección, coeinfección por el VIH).

Prevención y Control

La erradicación del chancroide es un objetivo fundamental de la salud pública. Se debe informar las medidas para disminuir la transmisión como el uso del preservativo masculino o femenino según sea el caso más la abstención de la actividad sexual o llevando un comportamiento sexual seguro.

Otra medida mejorar la formación profesional y los sistemas de salud para incrementar los controles, disminuirá la prevalencia del chancroide con la notificación confirmada a la paciente con ETS para tratar a los contactos sexuales.

Actualmente se producen brotes epidémicos que pueden ser controlados con facilidad cuando las trabajadoras sexuales y sus clientes disponen de servicios curativos y preventivos eficaces. Sin embargo debe hacerse un seguimiento semanal a todos los pacientes hasta que se manifiesten signos evidentes de mejoría o curación ya que la infección por chancroide y VIH están íntimamente relacionadas y probablemente el fracaso terapéutico se observe cada vez con más frecuencia.

1.*Pedro Zaballos Diego, Mariano Ara Martín y Benicio Sanz Colomo. (2002). Centro de Prevención y Control de las ETS. CAP Les Drassanes. Barcelona.*

2.*Ballestero, J. Gutiérrez, B. Martin. (20007); Residente de Urología. Infecciones urogenitales y enfermedades de transmisión sexual. (pp. 700-701). Madrid: Editorial SL.*

3.*Kemp, M., Christensen, J., Lautenschlager, S., Vall-Mayans, M., & Moi, H. (2011). European guideline for the management of chancroid, 2011. International Journal of STD & AIDS, 22(5), 241-244.*

4.*Sally A Roberts, Susan L Taylor. Haemophilus ducreyi: a newly recognised cause of chronic skin ulceration: A prospective cohort study. Lancet Glob Health, 2014; 2: 235-187.*

5.*Mónica Álvarez Mesa, Dra. Lilia de la Torre Navarro, Dr. José Domínguez Gómez. Sexually Transmitted Infections: A Targeted Review of Primary Health Care: Revista Cubana de Medicina General Integral. 2014; 30(3):343-353. Disponible en: http://scielo.sld.cu/pdf/mgi/v30n3/mgi08314.pdf*

6.*O'Farrell, N., y Lazaro, N. (2014). UK National Guideline for the management of chancroid 2014: International Journal of STD & AIDS, 25(14), 975-983.*

7.*CDC. Sexually Transmitted Diseases Treatment Guidelines. (2015). Disponible en : https://www.cdc.gov/std/tg2015/tg-2015-print.pdf*

8.*Centros de Control y Prevención de Enfermedades. Pautas de tratamiento de transmisión sexual. MMWR Recomm. Rep 2015; 64:26-27.*

9.*Romero L, Huérfano C, Grillo-Ardila CF. Macrolides for treatment of Haemophilus ducreyi infection in sexually active adults. Cochrane Database of Systematic Reviews 2017, Issue 12. Art. No.: CD012492. Disponible en: https://www.cochranelibrary.com/es/cdsr/doi/10.1002/14651858.CD012492.pub2/epdf/full*

10.*Lautenschlager, S., Kemp, M., Christensen, J., Mayans, M., y Moi, H. (2017). 2017 European guideline for the management of chancroid: International Journal of STD & AIDS, 28(4), 324-329.*

11.*J Guilloth, A Robles-Marhuenda, J Arévalo- Serrano, JM Azaña, E Martínez-Alfaro, EM Moya, F González-Valle, N,Ortego G Sánchez-Nieves. (2019); Diagnóstico y Tratamiento Médico. Ulceras genitales (pp. 1490-1495). Madrid: Editorial SDG.*

12.*Fatima-Zahra Agharbi. Chancroid. The Pan African Medical Journal 2019, 33: 185. Disponible en: https://www.ncbi.nlm.nih.gov/pmc/articles/PMC6756812/*

www.ingramcontent.com/pod-product-compliance
Lightning Source LLC
LaVergne TN
LVHW052320210726
843527LV00031B/489